正しく知る
不安障害

—不安を理解し怖れを手放す—

ぐっと身近に人がわかる

はじめに～不安障害へのコントロール感覚を身につけよう

不安障害の中にある二種類の不安

どんな病気についても知識を持っておくことは重要ですが、不安障害については特に正しく知ることが大切です。なぜかと言うと、不安は未知のものに対して抱く感情だからです。

不安障害のときには不安がとても高まっているのですが、不安障害の方たちの苦しみは、病気本来の症状としての不安だけにあるわけではありません。むしろ、「自分に何が起こっているのかわからない」「自分がこのままどうなってしまうのかわからない」といった、「不安障害という未知なもの」に対する不安に苦しめられている要素も大きいのです。その二種類の不安は区別されることなく混ざり合って互いに増幅し合い、「とにかく不安」という苦しい状態が作り出されてしまいます。

どんな病気にも人の不安を刺激する要素はありますが、不安障害という病気は特に人を不安にさせるものです。なぜかと言うと、そもそもが症状によって不安な状態にあり、不安に対して敏感な状態になっているからです。

人間の健康に必要な「コントロール感覚」

本書では、不安障害をよく知ることによって、不安障害に対してコントロール感覚を持てるようになることを目標にしていきます。人間にとって、自分が事態をコントロールできている、という感覚は安心と自信をもたらすものです。日々の生活の中であまり意識することはないかもしれませんが、「いつも通りに暮らしていればだいたい大丈夫」「まあ、何とかなるだろう」というような感覚は、いずれもコントロール感覚を反映したもので、健康に暮らしていくためには必要なものです。このコントロール感覚を失うと、「どのように生きていったらよいかわからない」「自分はどうなってしまうのだろう?」と、不安の前にただ立ちすくむのみ、ということになってしまいます。

「不安障害への不安」は解消できる

不安障害は病気ですので、すぐに治すというような形でのコントロールはもちろんできません。また、不安という感情そのものは人間に自然に備わったものですから、「不安を感じなくなる」という形でのコントロールも目指しません。特に、不安障害になる方は、もともと性格的に不安になりやすいタイプであることも多く、平均値に比べれば不安が強い人生を送ることになるかもしれません。

それでも、不安障害へのコントロール感覚を身につけることはできます。コントロール感覚のポイントは、結果ではなくプロセスにあるからです。結果としてどうなるかということよりも、自分がどういうふうに関わるかということの方が、コントロール感覚に直結するのです。

病気についてよく学び、そこで起こっていることの意味を知ることは、大きなコントロール感覚につながります。苦しい症状は続くとしても、それがしょせんは症状に過ぎないということを知るだけでも、実はかなりのコントロール感覚がもたらされます。例えば、吐き気があるときに、「いったい私の身体に何が起こってしまっているのだろうか？　もしかして、脳腫瘍だろうか？」と思うと限りなく不安になりますが、「ああ、昨日悪いものを食べたからだな」と、その理由がわかれば、吐き気の苦しみは続くけれども、それ以上の意味はなくなります。この時点で、「吐き気」という症状そのものはコントロールできていなくても、「吐き気」という現象についてはコントロール感覚が持てているのです。

不安との主従関係を逆転させる

また、不安という感情についても、本書でよく見ていきたいと思います。不安に対してコントロール感覚を身につけていくためには、不安という感情の機能をよく知ることが大切です。不安という感情が本来どういう役割を果たすためにあるのか、ということがわかれば、よりよい役立て方もわかるでしょう。

不安障害のまっただ中にいると、あるいは、不安障害でなくてもとても強い不安を感じているときには、まるで不安が「主」で自分が「僕《しもべ》」みたいな関係になってしまいます。不安が生活のすべてを支配するからです。でも、不安についてよく知っていくと、自分が「主」として、不安という感情を自分の役に立てていくことができるようになります。本書で目指していくことは、この「主従関係」の逆転です。不安を感じたとしても、その不安に支配されなくなるのであれば、そして、その不安をプラスに生かしていくことができれば、世界の見え方が今とは全く変わることでしょう。

本書を読んでいただきたい方

本書は、不安障害という病気に焦点を当てながらも、正常な不安と病的な不安の連続性を考慮に入れ、「病気というわけでもない」レベルの不安についても考えていきます。ですから、不安障害をお持ちの患者さんのみならず、自らの不安傾向が気になっている方、また、身近なところに不安の強い人がいて、どう接したらよいかわからずに困っている、という方のお役にも立つと思います。さらに、不安という、人間に備わった感情をどのように考えてみたらよいのか、という関心をお持ちの方にもご参考になれば幸いです。

目次

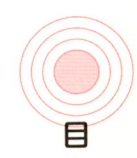

第5章 不安と認知……107

第1章

不安とは何か

不安は何のためにあるのか

◎感情には役割がある

不安を感じずに生きていけたらどんなにすばらしいだろう、と思っている人は多いと思います。不安だけでなく、怒りや悲しみなどの感情は、決して気持ちのよいものではないので、できれば感じずに生きていきたいと思う性質のものです。でも、これらの感情にはいずれも大切な役割があります。

感情と似たようなものに、私たちの身体の感覚があります。例えば、画鋲を踏むと足に痛みを感じます。痛みそのものは全く気持ちのよいものではありませんが、痛みを感じることによって、「何か危険なものを踏んでしまった」ということに気づきます。そして足を引っ込めることもできるでしょうし、すでに怪我をしていたら、適切な処置をすることもできます。

ここで痛みを全く感じなかったら、どうなるでしょうか。危険なことになっているのに予防できないし、対処もできないでしょう。これが望ましくない結果につながるということは、わかりやすいと思います。

歯科で、麻酔をした後に、「麻酔が切れるまでは熱いものを飲むときに気をつけてください」と言われますが、それは熱さを感じる神経に麻酔がかかっているからであり、普通だったら「熱い」と思って触らずにいるものに平気で触ってしまうからです。「熱い」という感覚は決して気持ちのよいものではありませんが、その感覚が、いかに私たちの身体を守っているかがよくわかると思います。

実は感情も、身体の感覚と同じ機能を持っています。身体の感覚は、「この状況が自分の身体にとってどういう意味を持つか」ということを教えてくれますが、感情は、「この状況が自分の心にとってどういう意味を持つか」を教えてくれるものなのです。

◎悲しみや怒りの役割

私たちは、大切な人を亡くすと、悲しみを感じます。その悲しみは一般に数か月間続き、その間は亡くした人のことをいろいろと考えながら悲しみやその他の感情を感じていきます。悲しみや落ち込みが強いので、他の活動は基本的に停滞し、最低限のエネルギーしか割けなくなります。

このとき、悲しみという感情は、私たちが大切なものをなくしたということを知らせてくれると同時に、しばらくは自分を労《いたわ》ることが必要な時期だということを教えてくれています。悲しみなど感じなければ人生は楽なのにと思うかもしれませんが、これだけ大きな変化が起こったときには、少し時間をとって態勢を立て直す必要があるのです。身体の怪我と同じように、心の傷も、安静にして大事にする時間が必要です。悲しくなければ、自分を労ることもなく、いつものペースで暮らしてしまうでしょう。実際に、この時期に悲しまなかった人は後でうつ病になったりするものです。

また、怒りという感情は、その状況が自分にとって不利だということを知らせてくれるものです。怒りを感じるので、状況を改善するための努力をすることができます。心の病になる人の多くは、怒りとのつきあい方が苦手です。怒りは「よくない感情」だと思ってしまうので、感じることも、表現することも、抑制してしまうのです。すると自分にとって不利な状況が改善されず、ストレスがたまっていき、何らかの病気になることもあります。怒りについても、きちんと認め、どのように状況を改善すれば自分にとってストレスがなくなるのかをよく考え、改善のための効果的な方法を工夫していけば、「怒りを感じただけのことはある」ということになるのです。

◎感情とのつきあい方の目標

このように、状況の意味を教えてくれ、結果として適切な対処を可能にしてくれる感情は、私たちに自然に備わった自己防御能力であると言えます。ですから、「悲しみや怒りを感じない人になろう」という目標を立ててしまうと、「熱いものに触っても感じない人になろう」と言っているのと同じくらいおかしなことになってしまうのです。せっかくの自己防御能力なのですから、本来の趣旨に合わせて、自分を守るために感情を活用していきたいものです。そのためには、感情をよく見つめて、状況の意味を学び、その中で自分がすべきことを考えられるようになる、ということが目標になります。

◎不安の役割

本書のテーマである「不安」は、「安全が確保されていない」ということを知らせてくれる感情です。この先の安全が確保されていないので、不安を感じるのです。未知のものに不安を感じるのはそれが理由です。

ですから、不安は安全確保のために重要な役割を果たします。例えば、真っ暗闇で山道を歩いていたら、すさまじい不安を感じるでしょう。それこそ一寸先がどうなっているかわからないからです。足がすくんで歩けないかもしれませんし、どうしても歩かなければならないとしたら、一歩一歩、足下を確認しながら歩くでしょう。これは結果として自分を守ることになります。

一方、そんな状況でも不安を感じなかったらどうでしょうか。すたすたと気持ちよく歩いてしまったら、おそらく危険なことになるでしょう。

ここまで極端な状況でなくても、私たちが不安を感じるときには、どこかしらに安全が確認されていない要素があるものであり、それに対して不安を感じることによって、安全を確認したり、安全でないという状況に応じた対処をしたりすることができるのです。これは人間が生きていくためにはとても重要な機能です。ですから、不安を感じることそのものを否定するのではなく、不安をいかに活用して安全に生きていくか、ということがやはり重要になります。

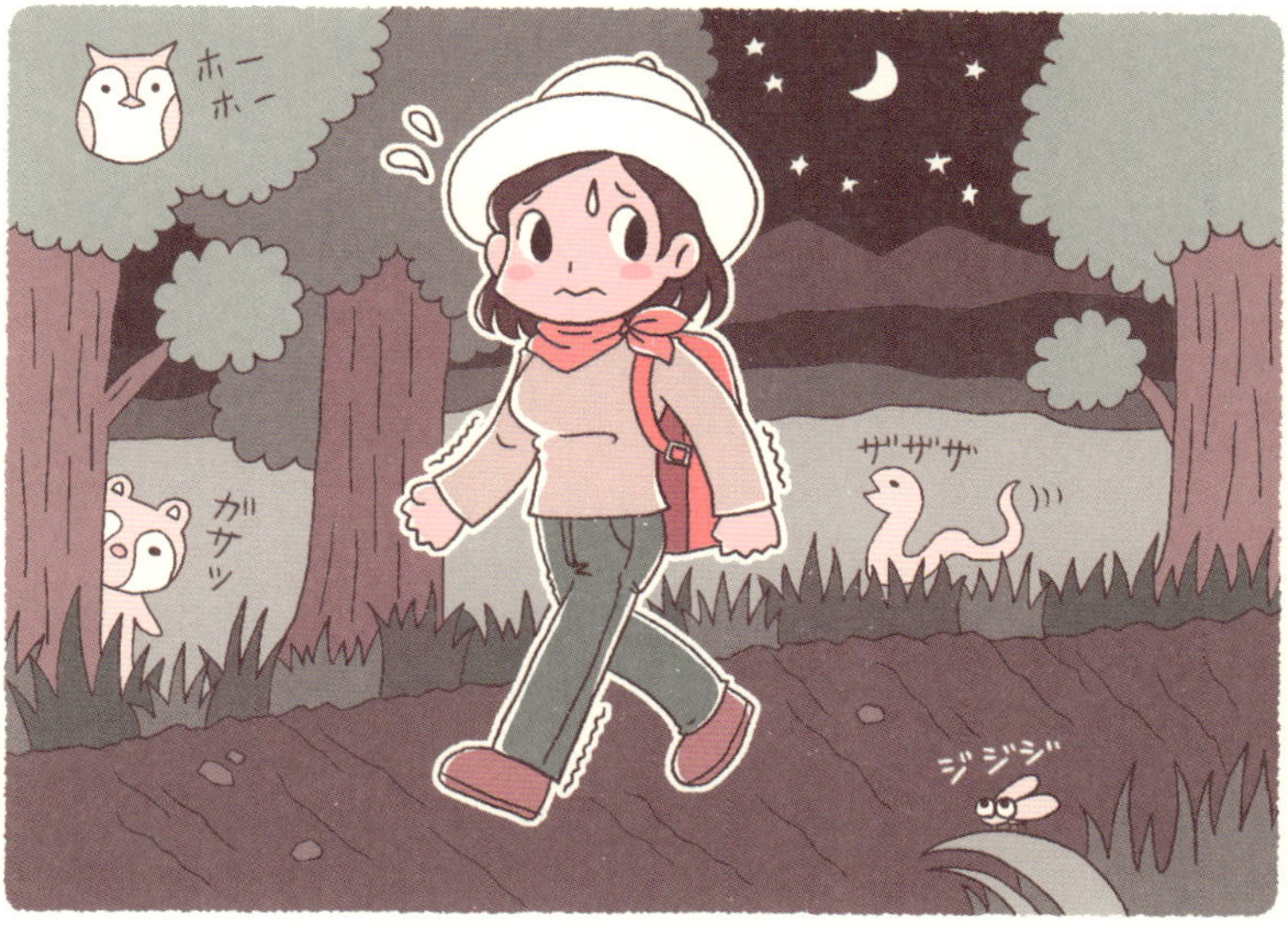

解決すべき不安と感じるしかない不安

◎解決すべき不安

不安は、安全が確保されていないときに感じるものであって、不安を感じるからこそ安全を確保するための行動をとることができる、ということを前項でお話ししました。それは間違いなく、不安の一つの活用法です。

例えば、人との関係の中で、「あの人は私の言ったことを誤解したのではないか？」と思うととても不安になります。「自分の言ったことをきちんと理解して受け入れてくれた」という安全が確保されていないからです。

このようなときには、相手に確認してみることで安全を確保することができます。「私はこういうつもりで言ったのだけれど、そう受け取ってもらえたでしょうか」と確認すればよいのです。この時点で、相手の受け止めという「未知」のものが「既知」のものに変わりますので、不安は解消されます。また、このコミュニケーションによって相手とのずれも埋まります。単に自分の不安が解消されたということにとどまらず、不安を活用して対人関係を改善させることができたということになるわけです。

◎感じるしかない不安

そうは言っても、すべての不安が、安全を確保する行動によって解決できるわけではありません。

例えば、新しい土地に引っ越すようなときには、どれほど準備をしても不安をゼロにすることはできないでしょう。それは、新しい土地はやはり未知のものだからです。準備でカバーできる領域は限られていて、あとは、そのときになってみないとわからないことが残ります。

そのような不安は、感じるしかない不安だということになります。そういうときに、「こんなに不安で大丈夫だろうか?」と気にしてしまうと、さらに不安になります。不安になると、安全が確保されていない部分がますます目につくようになります。その結果、ますます不安が高まります。すると、さらに心配なところが目につく…という具合に、悪循環が成立します。後述しますが、不安の一つの特徴が、この悪循環なのです。そして、悪循環から抜け出せば、不安は対処できる程度に収まるのが普通です。

◎当たり前の不安

感じるしかない不安に対して、悪循環から抜け出すにはどうしたらよいかというと、不安であることを「当然のこと」として受け入れるのが一番です。「なぜ自分は不安になるのだろうか」ということがわからないと、それは未知のことになりますから、不安を喚起します。単に、「新しい土地に引っ越すのだから、不安なのは当たり前」と思えれば、それ以上の意味はなくなります。「自分が不安になる理由」が「既知」のものになるので、そこからは不安が生まれなくなるのです。

感じるしかない不安に対しては、当たり前の不安だと思うことによって、悪循環から抜け出し、本来の不安のレベルに収めるというのが最も適切なやり方だと言えます。「気にしないようにする」という対処法も軽い不安には有効ですが、不安がある程度以上強い場合には逆効果になります。なぜかと言うと、「気にしないようにしよう」と思っても結局不安が出てきてしまい、状況をコントロールできない自分がますます不安になってしまうからです。

◎不安はストレスだと認める

もう一つ大切なことですが、当たり前のことではあっても不安を感じるのはストレスだということも認めてあげましょう。ストレスがある時期には、それだけ心身に負担がかかっているのですから、無理をしないことが鉄則です。「今は無理をしないでマイペースでやろう」「少しくらい失敗しても気にしないようにしよう」と自分を労《いたわ》りながら暮らすことが必要です。

これは、案外抜け落ちてしまう視点です。不安に駆られているとき、私たちは「何とかしなければ」と焦ってしまうので、普段以上に動き回ってしまうのです。身体は動けずに固まっている場合でも、頭の中は大忙しです。ただでさえストレスの高まる時期なのに、さらに自分で負荷をかけてしまうので、結果として心身が受け取るストレスの量は相当なものになります。不安障害などの心の病の発症にすらつながることもあるのです。

「当たり前の不安」はどうすることもできませんが、せめて自分でできる部分は何とかしましょう。それが、「無理をしない」「自分に甘くする」ということなのです。

これは心の健康に貢献するだけではありません。そのくらい余裕を持って暮らせていれば、新しい生活の中で困ったことが本当に起こっても、うまく対応していくことができるでしょう。もちろん、完璧な対処ができるという保証はありませんが、不安で頭がいっぱい、という状態よりははるかに自分の対処能力を発揮できると思います。

◎自分の不安を周りの人と共有する

無理をしないでやっていくためには、周りの人の理解と協力が必要です。何も言わないでいると「手抜きをしている」「わがまま」などと思われかねないからです。

感情のすばらしいところは、程度や内容は異なっても、基本的にはあらゆる人間に共通のものだということです。「不安なんです」と言ったときに、その詳しい事情はわかってもらえなくても、不安というのがどういう感じなのかは誰でもわかってくれます。ですから、感情に基づいて話をしている限り、どこかの時点で人はわかり合えるのです。

「当たり前の不安」を乗り越えていくためには、周りの人たちに、自分が今どういう不安を抱えていて、何に気をつけて生きているのか、その上でどういう協力をしてほしいのかを伝えて、理解したり共感したりしてもらうことが必要です（人とのやりとりについては99ページで述べます）。これは、事態をスムーズにするだけでなく、対人関係の質も向上させることになるでしょう。感情を打ち明け合ったときに人は最もつながりを感じるからです。また、自分が間違いなく相手の役に立っているという感覚は、人間にとって深い満足感につながるものです。

そして、そのように対人関係の質をよくしておけば、実際に困ったことになっても協力は容易に得られるでしょう。

不安を感じたときに、安全確保のためにできることがあれば、できるだけやってみる。それでも残る不安は、「当たり前の不安」として認める。そして、自分にとってストレスのかかる時期だということを認識して、普段よりも無理せず余裕をもって暮らすように心がける。さらに、それを周りの人に伝えて、理解を深めてもらい、協力してもらう。こんなふうにできれば、不安が立派に役割を果たしたと言えるでしょう。

パーソナリティと不安

◎人間の性格（パーソナリティ）の構造

ここでは、「不安を感じやすい性格」について考えていきたいと思います。

「あの人は不安が強い人だ」と思うような人は、皆さんの身の回りにも必ずいると思いますが、不安はもともとのレベルにかなり個人差があります。もちろんどんな人でも安全が確保されていない状況では不安になるのですが、もともとの不安が強かったり、ちょっとしたことで不安になりやすかったり、ひとたび不安になったときにその程度が激しく出たり、と、人によって不安のあり方はさまざまです。

人間のパーソナリティ、いわゆる「性格」を数字で表現しようとする試みが続けられてきましたが、現在、精神医学の研究でよく用いられるものにクロニンジャーという米国人精神医学者が提唱した「七因子モデル」（参考文献1）があります。図に概要を示しますが、七因子モデルは、遺伝的な影響が強い四因子と、環境的な影響が強い三因子を分けて分類しているところに特徴があります。

好奇心、心配性、粘り強さなどは遺伝的な影響を強く受ける特性です。生まれつき好奇心が弱い人を好奇心の強い人に変えることは、まずできないことだと言えます。では後天的に何ができるのかというと、その生まれつきのパーソナリティ特性を長所にするか短所にするかということです。それが、環境的な影響が強い三つの因子ということになります。基本的な「性格」は変えられないけれども適応力は上げられる、といったところで

図　クロニンジャーのパーソナリティ七因子モデル

<遺伝的な影響の強い因子>

◎新奇性追求（好奇心・衝動性など）

◎損害回避（心配性・慎重）

◎報酬依存（人情家・感傷的）

◎持続（粘り強さ）

<環境的な影響の強い因子>

◎自己志向（自尊心・自分への信頼感）

◎協調（協調性）

◎自己超越（スピリチュアリティ）

しょうか。

この七因子モデルは、双生児研究などを通して、妥当なものだということが示されています。

◎不安を感じやすいパーソナリティ

不安と直接関係のあるパーソナリティ特性は、遺伝的な影響が強い因子の一つである「損害回避」と呼ばれているものです。文字通り、困ったことにならないように物事を避ける傾向のことで、一般的な概念としては「心配性」「慎重」などが近いと思います。

不安障害の人は、この「損害回避」が高いことが知られています（参考文献[2]〜[5]）。「損害回避」は、うつの影響を受けて多少変動しますが、基本的には遺伝的な影響の強いパーソナリティ因子です。ですから、生まれつき不安の強い人はやはり存在するということになります。

ただし、「損害回避」が高いことそのものは、よいことでも悪いことでもありません。「損害回避」という言葉からもわかるように、損害を回避するのは決して悪いことではないからです。要は、その性質をどれだけ自分のものとして使いこなし、自分の役に立てていけるか、というところにポイントがあります。

◎「損害回避」を生かせる人と振り回される人

持って生まれた「損害回避」をどれだけ自分のものとして使いこなせるか、ということを決めるのが、後天的な影響が強いパーソナリティ特性です。三つのパーソナリティ特性の中でも、特に「自己志向」が、さまざまな不安障害と関係することがわかっています。「自己志向」というのはどういう特徴かと言うと、「自分への信頼感」「自分のやり方への信頼感」とでもいったものです。「自己志向」が高い人を、普通の言葉で言うと、「自分をしっかり持っている人」「安定した自信がある人」という感じになるでしょうか。

「損害回避」が高くても、「自己志向」も同時に高ければ、よい意味で慎重な人になります。慎重さや几帳面さは美徳とも言えるものです。自分の慎重さが好きだという人や、自分の几帳面さは長所だと思っている人は、「損害回避」という、持って生まれた特徴をよく受け入れて生かしていると言えます。自らの「損害回避」が知らせてくれる不安を、「慎重にやろう」というメッセージとして受け取っているからです。

一方、「損害回避」が高く、「自己志向」が低い人は、不安に振り回されるようになってしまいます。自らの「損害回避」が知らせてくれる不安に対して、「こんなに不安でどうしよう」とパニックになってしまうのです。すると、本来は自らの特徴に過ぎない「損害回避」に、人生を振り回されるようになってしまいます。やりたいか、やりたくないか、ではなく、不安を基準にして物事を決めるようになってしまい、自分の人生がかなり制限されて感じます。やりたいことのために自分の慎重さを活用できている人（「自己志向」の高い人）とは、その感じ方は雲泥の差になってしまうのです。「損害回避」という、自らに備わった特性を生かすには、「自己志向」が必要だということになります。

◎不安に振り回されると「自己志向」が下がる

「自己志向」の低さについては、二つの方向性を考える必要があります。「自己志向」が低いので「損害回避」に振り回されて不安のコントロールが難しくなる、という方向性だけでなく、不安に振り回された結果として、事態をコントロールできない自分にますます安心できなくなる、つまり、ますます「自己志向」が下がる、という方向性です。

この考え方は、不安とのつきあい方全体に応用していく必要があります。不安になりやすい人が不安になるということだけでなく、不安になることによってその人はますます不安になりやすくなる、という悪循環の構造です。

◎「自己志向」は高めることができる

不安障害の一つの形である社交不安障害（90ページ参照）の治療結果を調べた研究（参考文献［6］）からは、治療が成功した例では「自己志向」も上がることが示されています。「自己志向」はもともと後天的な影響が強い性質ですから、もちろん変化の可能性を持ったものなのですが、不安障害の症状が軽くなることと「自己志向」が高まることとの関連が示されているということは、本書で目指していることの適切さを示すものです。不安と不安障害をよく知り、コントロール感覚を増すこと、つまり、自分が不安にうまく対処できるという自信をもつことは、「自己志向」を高めることにほかならないからです。

なお、治療成功例では、「損害回避」も少し下がることが示されています。遺伝的な影響が強いとされる四つの因子の中では「損害回避」が比較的変動することがわかっていますので、かなりの程度、後天的な要素も含まれているということなのでしょう。ただし、これはもともとの「損害回避」が高いという傾向を帳消しにするほどのものではありません。

◎パーソナリティ特性から見る不安とのつきあい方

以上のことをまとめると、生まれつき「損害回避」が高い人は、不安が強い人だと言えますし、不安になりやすい人だと言えます。しかし、だから不安障害になるというわけではなく、後天的な要素、特に「自己志向」が低いと、不安に振り回されて不安障害になる、ということだと思います。不安に振り回されるようになると、自分への信頼感が下がりますので、ますます「自己志向」は下がります。ここに悪循環が成立します。

一方、「自己志向」が高ければ、「損害回避」の高さを長所にすることすらできます。自分の目的に向かって進む上で上手に損害を回避できるのは望ましいことです。「損害回避」という本来の性質をそのまま享受することができれば、自分の特性を肯定的にとらえることができるでしょう。自己受容は「自己志向」を高めますから、今度は悪循環ではなくプラスの循環に入っていくことができます。

本書の目標は、不安を感じなくなることではなく、不安とのつきあい方を学ぶことですが、「損害回避」が遺伝的な影響を強く受けるものであることを考えると、やはり、それは妥当な目標であると言えます。

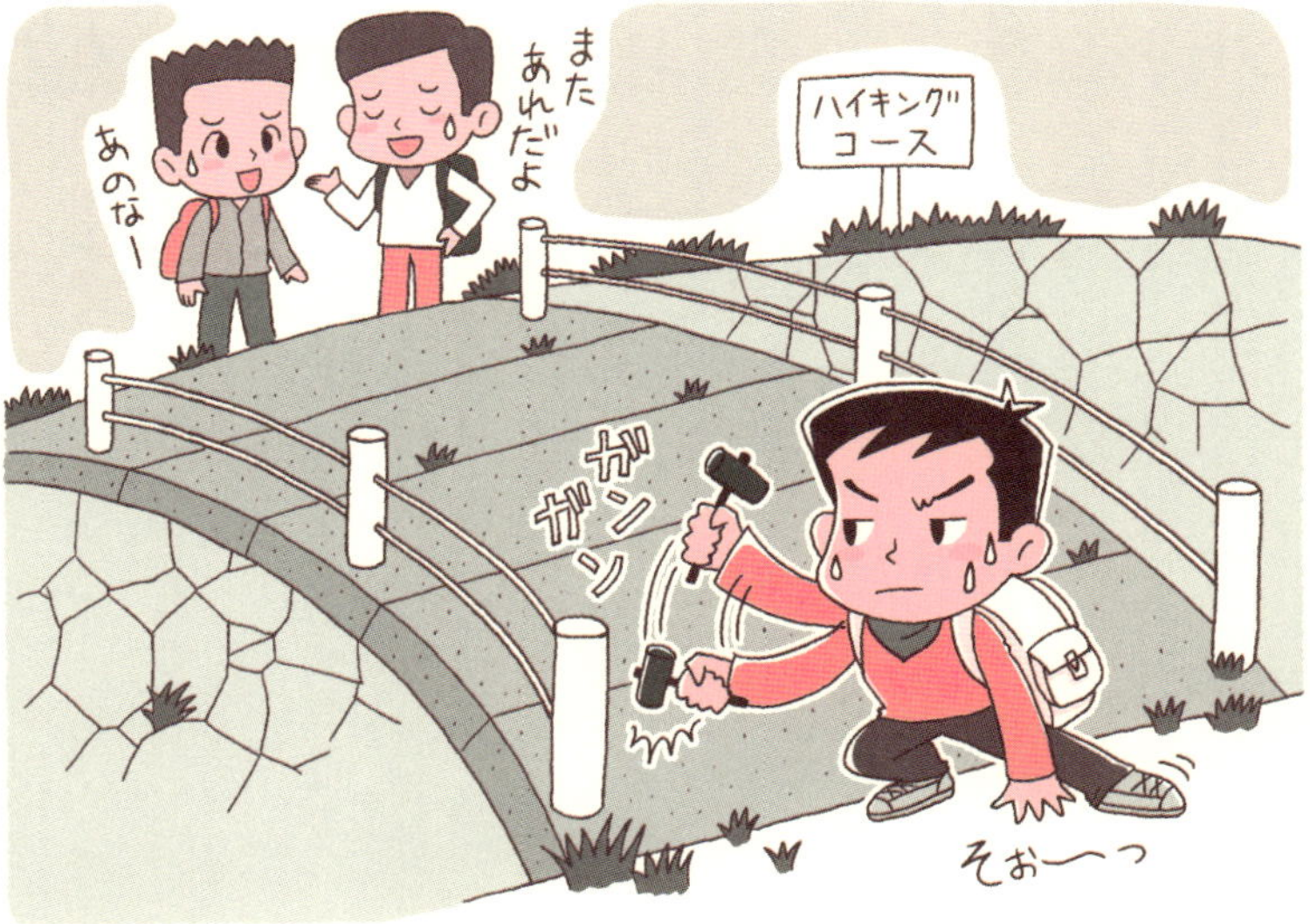

不安のさまざまな表現型

◎不安は不安として表現されるだけではない

不安をそのまま「不安です」と語る人もたくさんいますし、それはとてもわかりやすいものです。でも、すべての人が不安を不安として感じたり表現したりできるわけではありません。自分や相手が不安だということになかなか気づかないこともあるのです。本当は不安なのに、そう気づかないと、人間関係がこじれてしまい、事態がややこしいことになります。不安は不安として対処するのが最もうまくいきます。

ここでは、隠れた不安を見つけやすいように、よく見られる不安の表現型について振り返っておきます。こういう形で表現されるものも含めて、身の回りの人の不安への対処法については、第八章をご参照ください。

◎他人に過干渉になる

私たちは、人から意見を押しつけられると不愉快に感じるものです。自分のやり方に口出しをされたり、やる気をそぐようなことを言われたりすると、悪意があるのではないかと思うことすらありますが、実は、そのような過干渉は、不安を反映したものであることが多いのです。「うまくいかなかったらどうしよう」と思うので、人にやり方をいろいろと指図したり、「きっとうまくいかない」と足を引っ張ったりするのです。

こちらのやり方には見向きもせず自分のやり方を押しつけてくるのは、自分のやり方以外は「未知」なので不安だからです。どれほど「上から目線」で指図しているとしても、その根底には不安があるということを知っておくと、人間関係がよりスムーズになります。

◎イライラする

イライラしている人も、それが不安の表現型であることが多いものです。不安で落ち着かないので、ソワソワしたりイライラしたりするのです。過干渉な人も、イライラする人も、自分自身の不安には気づいていないことが多く、「自分をイライラさせる相手が悪い」と思っていることが多いです。

◎攻撃的になる・暴力をふるう

以上の構造がひどくなると、相手に攻撃的になります。ドメスティック・バイオレンス（DV：家庭内暴力）の加害者も、要は自らの不安に向き合えていないということがほとんどです。不安に向き合うことが怖いので、目の前の人を制圧することで安心を得ようとするのです。そしてそんな安心はつかの間の空しいものですから、「もっと、もっと」と事態が悪化していくのです。

暴力はふるわないとしても、常に相手に勝っていないと不安に耐えられないため、どんなに理不尽なことを言ってでも絶対に負けないという人もいます。やたらと好戦的で、「ああ言えばこう言う」タイプによく見られる傾向です。

これらの人は、一般に、自らの不安など考えてみたこともない、というタイプが多いですし、本当は不安なのではないかと指摘すると怒り出すでしょう。

◎確認行為が多い

「もし○○だったらどうしよう」という不安感を打ち消すため、何度も再確認しないと落ち着かなくなります。何度も手を洗ったり、鍵を何度もかけ直したりするのが典型的です。また、他人に何度も確認を求めたり、他人にも同じように確認することを求める場合もあります。

儀式的な行動も、確認行為と同様の性質のものです。その儀式をすることで、不安を打ち消しているのです。ですから、儀式をやめさせると不安が燃え上がり、思わぬ敵意や攻撃へとつながることもあります。

確認行為に時間をとられて日常生活が支配されると「強迫性障害」ということになります（126ページ参照）。

◎仕事や決断が遅い

「もっとよくできるのではないか」「もっとよい考えがあるのではないか」という不安から、仕事を仕上げたり、何かを決めたりすることができなくなります。締め切りを守らない人は一般に「ルーズ」と思われがちですが、不安が強い人の場合、ルーズとは正反対の理由で締め切りを守れなくなるのです。やればすぐできそうなことなのになかなかやらない、「すぐやります」と答えるのにいっこうに手をつけない、という場合には、不安があるのではないかということを考えてみてもよいと思います。

そのようなときには、目標を小さくして不安も細分化してあげると役に立ちます。例えば、一つの資料を作成するのでも、「完成させるように」と大きな目標を与えるのではなく、細かく目標を区切って、一つ一つのポイントで見せるように伝えると、仕事が進みやすくなります。これは、目標が小さくなったということに加えて、「見せる」ことで他人が関われば、本人一人の肩に全ての不安がのしかからなくなるためです。

決断が遅い人については、「とりあえずの決断」をしてもらうようにします。「本当の決断」はあとですればよいから、とりあえずデータ収集のた

不安のさまざまな表れ方　その①

◎過干渉

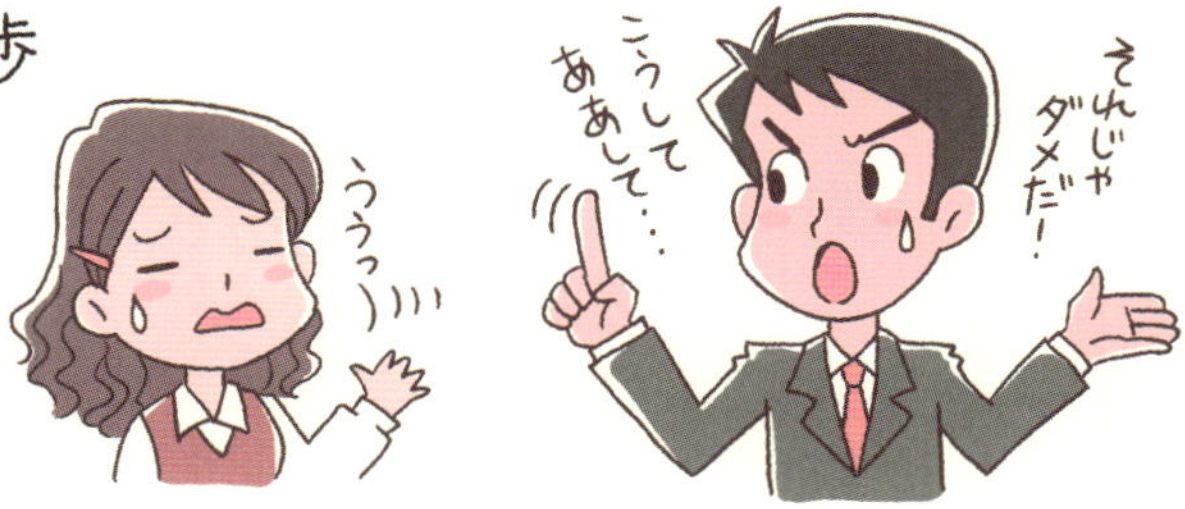

はい・・・
ううっ
こうして
ああして・・・
それじゃ
ダメだ！

◎イライラ

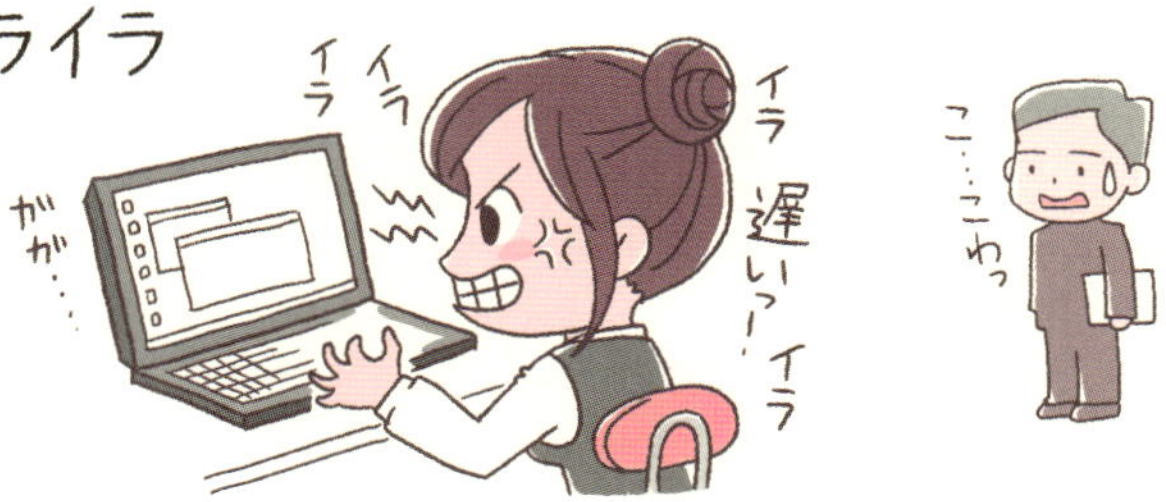

イラ
イラ
ガガ・・・
イラ
遅いっ！
イラ
こ・・・こわっ

◎攻撃的

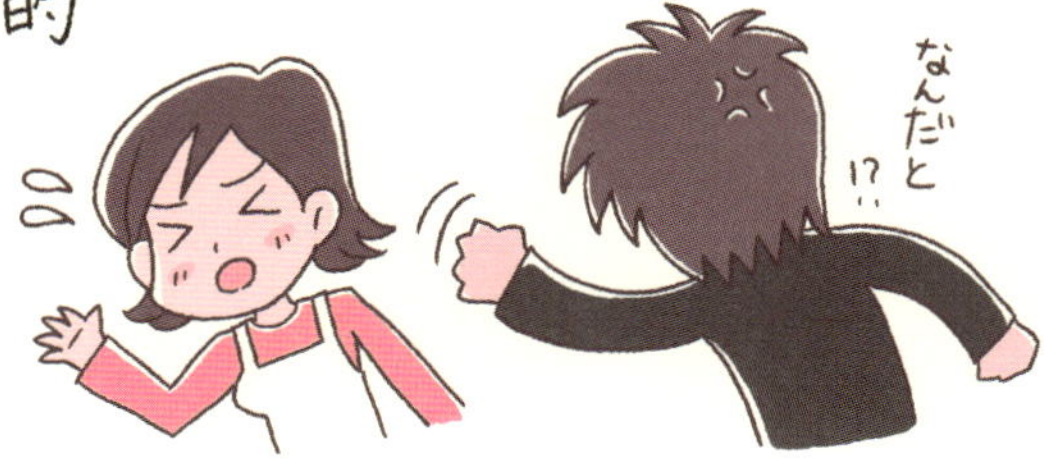

なんだと!?

◎確認行為

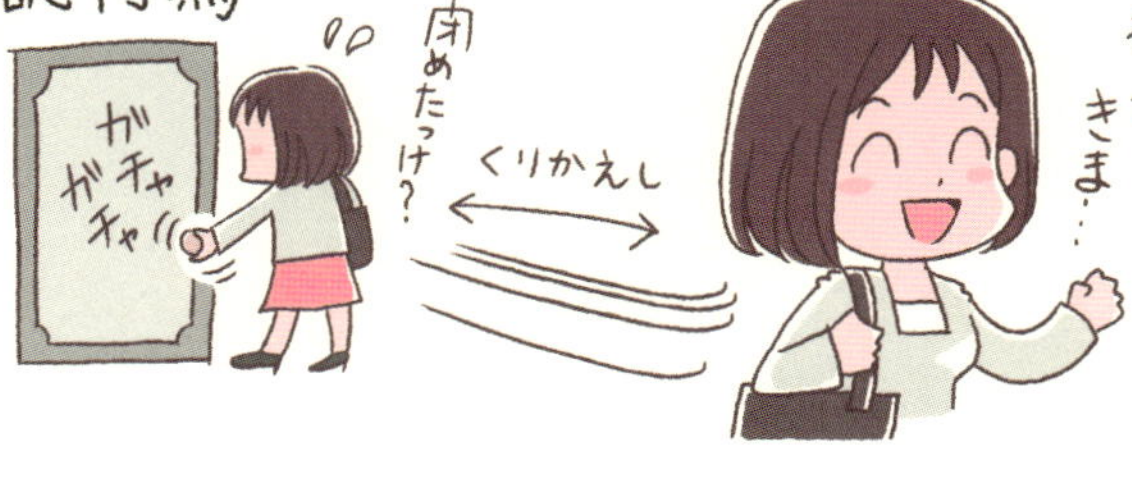

ガチャ
ガチャ
閉めたっけ？
くりかえし
行ってきま・・・

めに仮の方向を決めて、あとで軌道修正しよう、というふうにしてあげると、決断しやすくなります。

いずれも、不安の前に立ちすくんでしまっている人のハードルを下げるやり方です。

◎原因不明の身体症状が出る

不安を不安として感じたり表現したりすることができないと、めまい、頭痛、胸の苦しさ、しびれなど、身体症状に表れることがあります。このタイプの身体症状は、検査をしても異常が見つからないのが普通です。

不安が身体に出やすいタイプとしては、日頃から自分の気持ちを見つめたり表現したりする習慣のない人や、自分に向き合うのが怖いという人が多いようです。

なお、感情としての不安を自覚していても身体症状が同時に現れる人もいます。

◎身体の調子を過剰に気にする

ちょっとした身体の変調が過剰に気になり、「自分は重病にかかっているのではないか」「このままひどくなって死ぬのではないか」と心配して繰り返し医療を求めたりします。前項の「原因不明の身体症状」とセットで現れることもあり、不安が転嫁された身体症状を重病のしるしだと思い、繰り返し検査を求めたりする人もいます。このタイプの人は、健康への不安は自覚していることが多いのですが、「身体さえよくなれば不安はなくなる」と思い込んでおり、そもそも不安が身体症状につながったという視点は持っていないのが普通です。

◎薬、アルコール、食、自傷行為などに依存する

不安から逃れようとして、物質や行為に依存する人も多いです。薬物依存やアルコール依存の人

不安のさまざまな表れ方 その②

◎決断力不足

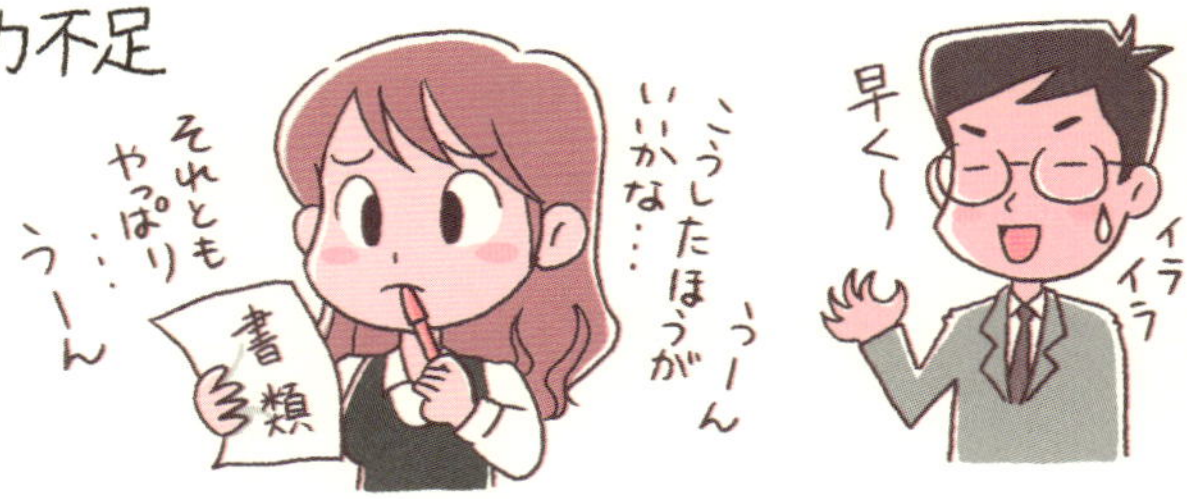
早く～
イライラ
こうしたほうがいいかな…
うーん
それともやっぱり…
うーん
書類

◎原因不明の症状

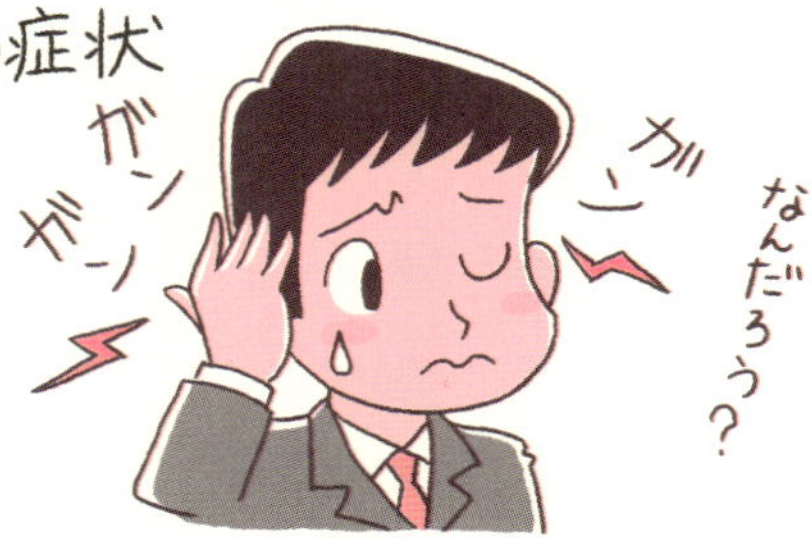
なんだろう？
ガン
ガンガン

◎身体への不安

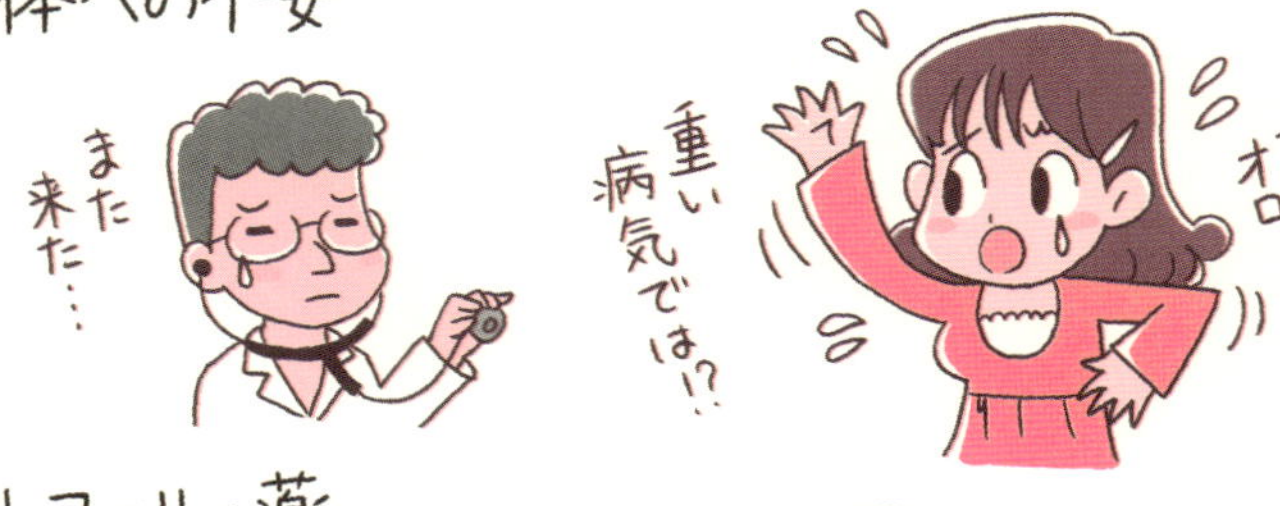
オロオロ
重い病気では!?
また来た…

◎アルコール・薬

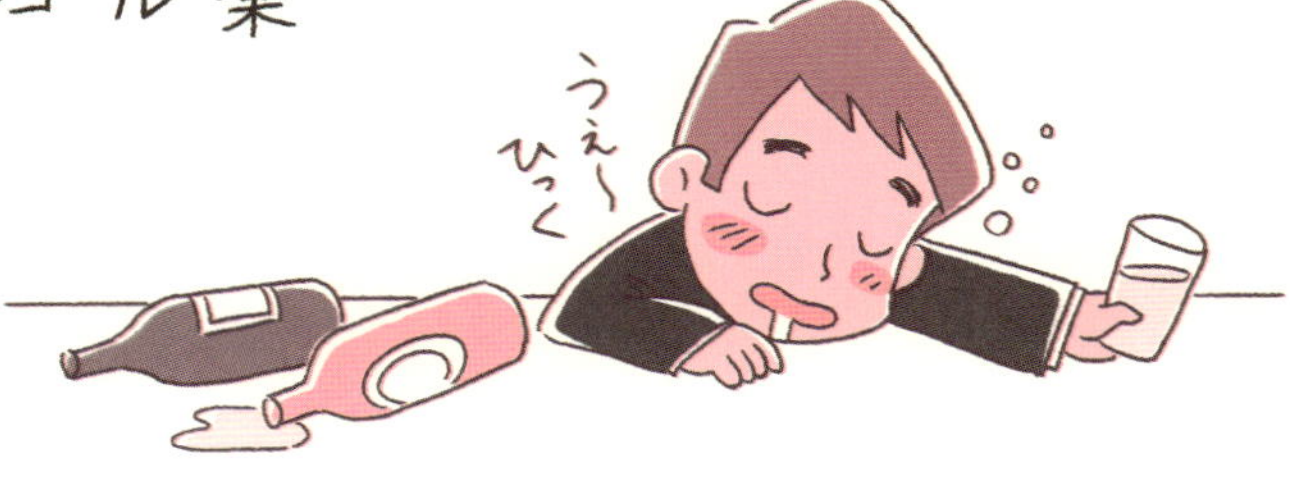
うぇ～ひっく

は、ほとんどが、不安やうつへの対処法として物質使用を始めています。過食、買い物依存、リストカット、といった行為も、強い不安に直面しなくてすむように、心を麻痺させる効果を求めて依存していることが多いものです。

不安障害の併存症には、これらの依存症が多く見られます。その場合、第一の病気が不安障害であり、その不安障害に対する「自己治療」の試み（アルコールで不安を解消しようとした、過食をしてつかの間の安心を得ようとした、など）が依存症につながったと考えられるケースが多いです。続発性の依存症がひどくなって初めて治療を受けることになるという人も少なくありません。

なお、これらの依存行為は、不安を和らげるという意味ではむしろ逆効果です。アルコールにしろ薬物にしろ、結局は不安に敏感な身体になってしまいますし、人には堂々と言いにくい症状を抱えているということそのものが、さまざまな形で不安を刺激します。アルコールについては79ページを参照してください。

◎ひきこもり

ひきこもりの人にはいろいろなタイプがありますが、不安のためにひきこもっている人も少なくありません。社会に出て人と接することの不安や仕事についてやっていくことの不安を表現できる人もいますが、そうでない人もいます。口では「人には関心がない」「別に不安はない」「自分に合う仕事がないだけ」と言う場合でも、実際は不安に向き合うのを怖れていることがあります。

こういう人に対して、「こんなにひきこもっていたら人生は取り返しがつかなくなる」と、怖れをあおるアプローチをしてしまうと、ますます不安が燃え上がってひきこもりが激しくなるということもありますので注意が必要です。

なお、以上の人たちは、理由があってさまざまな表現型をとっているわけですから、「本当は不安なんでしょう」と直面化させることは必ずしもプラスにはなりません。不安を不安として認めて表現することすら不安なのだ、という構造を理解してあげることが必要です。

本人は認められないと言っても、要は不安であるわけですから、不安をあおるようなことをすると言動はもっとひどくなりますし、安心にしか解決の道はないというのは、普通の不安と同じです。

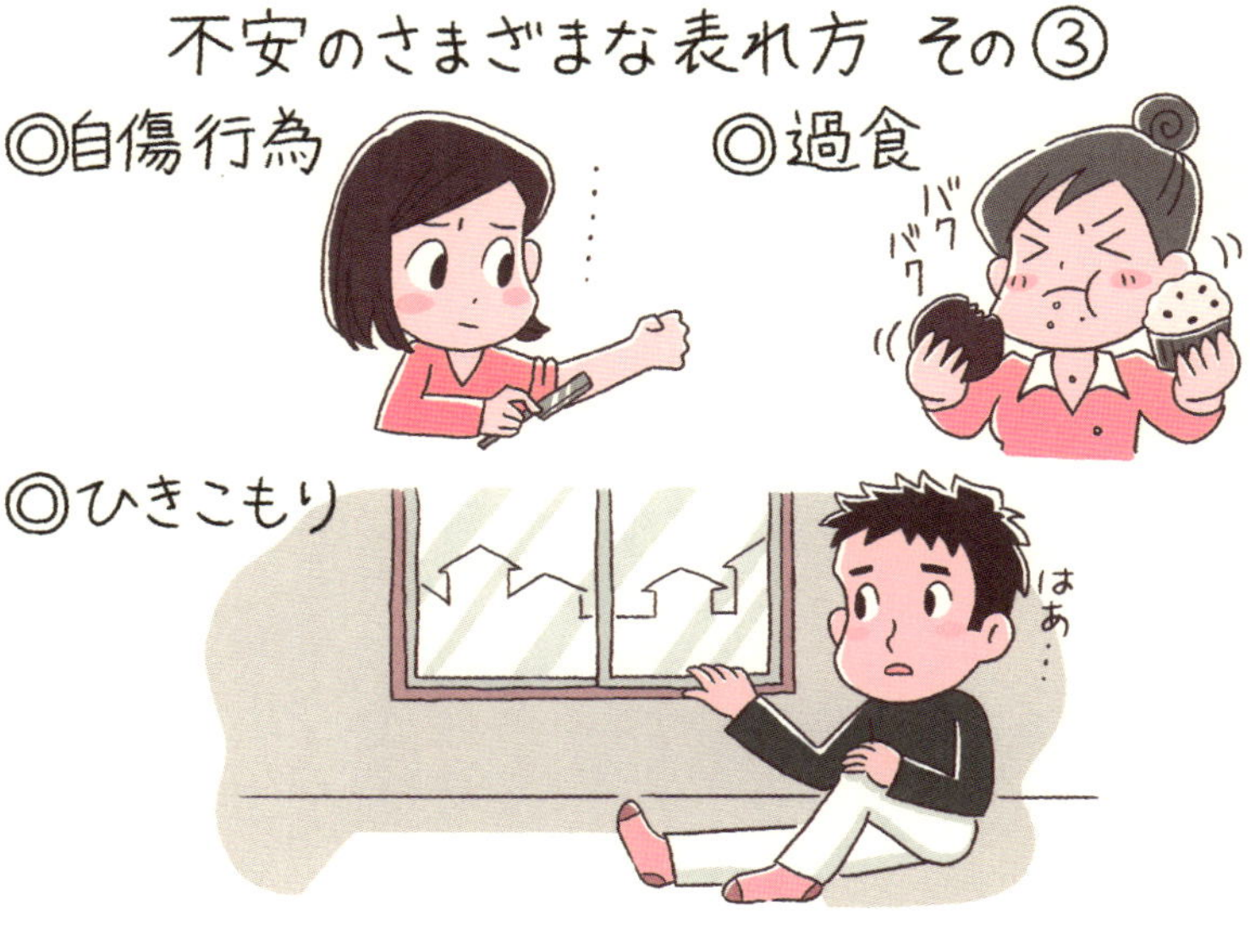

不安のさまざまな表れ方 その③
◎自傷行為
……
◎過食
バク
バク
◎ひきこもり
はあ…

第2章

不安障害とは何か

不安障害という病気

◎不安障害とは

不安を主症状とした病気のグループを「不安障害」と呼んでいます。不安は人間に備わった自然な感情で、安全が確保されていないということを知らせてくれる自己防御能力だということを第一章で見てきましたが、その不安が過度になって、治療を必要とするさまざまな症状を呈するまでになった状態を不安障害と呼びます。

どんなふうに過度になるのか、不安障害の主なタイプを見ていきましょう。詳しくは後の章で述べますので、ここではざっとイメージをつかんでください。

◎パニック障害

動悸、発汗、震え、息苦しさ、窒息感、胸部不快感、めまいなどを伴うパニック発作（強い不安発作）が予期しないときに繰り返し起こり、また発作が起こったらどうしようという恐怖のために行動パターンが変わってしまう病気です。ひどい人になると、パニック発作を怖れてひきこもり状態になってしまいます。パニック発作が起こっている間は、自分が死んでしまうのではないか、このままおかしくなってしまうのではないか、という恐怖に怯えています。詳しくは第三章でご紹介します。

◎社交不安障害（社会不安障害、社会恐怖）

人との関わりにおいて、自分が人からどう思われるかということについての不安が強すぎる病気です。「社会恐怖」「社会不安障害」「社交恐怖」とも呼ばれます。その不安は、「避ける」か「苦しみながら耐える」かのどちらかの形をとります。例えば、人と会って自分がオドオドした人間だと思われるのではないかという不安が強い場合、人と会うことそのものを断ってしまうこともありますし（避ける）、どうしても断れないような状況では、人と会っている間中、自分がどう思われているかを気にし、ドキドキするなどの不安反応に苦しみ続ける（苦しみながら耐える）こともあります。通常の不安は、繰り返し体験することによって慣れてくるものですが、社交不安障害の場合は、繰り返すことで軽くなることもありません。

人との関わり全般への不安が強いタイプ（全般性）と、人前で話をするなど、特定の状況についての不安が強いタイプ（非全般性）があります。

自分にとって必要なことや明らかに有利なことでも、不安のために避けてしまうようになります。ひどくなるとひきこもりになります。

詳しくは第四章でご紹介します。

◎強迫性障害

「〜したらどうしよう」「〜するのではないか」という考え（強迫観念）が頭に浮かび、その不安に苦しめられるというのが強迫性障害の本質です。

多くの患者さんが、不安や苦痛を和らげるための儀式（強迫行為）をします。強迫行為というのは、不安や苦痛を和らげるために、あるいは心配していることが起こらないようにするために、一定の行為を行わずにはいられない、というものです。また、目に見える行為でなくても、頭の中で呪文を唱えるなど精神的な「儀式」を行う人もいます。

強迫行為にはさまざまな形がありますが、最も多く見られるのは手洗いと確認です。強迫行為は、つかの間の安心を提供してくれますが、持続はしません。再び強迫観念が浮かんでくればそれによる不安を和らげるために強迫行為を行わなければならなくなりますし、また、強迫行為が完璧にできたかどうかが不安になると、繰り返す必要が出てきます。

強迫行為によって大変長い時間が費やされることが多く、また、強迫症状を刺激するようなものを回避するということもよく見られ、生活が強迫症状によって支配されるようになってしまいます。周囲の人に対しても同じような「儀式」を要求することも多く、対人トラブルやストレスにつながっていきます。詳しくは第六章でご紹介します。

◎全般性不安障害

多くのことについての、過剰でコントロールできない不安や心配が、起こる日の方が起こらない日よりも多いという状態が六ヵ月以上続いているという病気です。その不安は、落ち着きのなさや緊張感、疲れやすさ、集中できない、あるいは頭が真っ白になる、怒りっぽくなる、筋肉が緊張する、不眠、などの症状を三つ以上伴います。イメージとしては、何かに注意が向くとそれがとにかく心配でたまらなくなる、という感じです。特に可能性が高いことでもないのに、家族が交通事故にあったらどうしよう、という不安が極端に高まるような形をとります。

◎心的外傷後ストレス障害（PTSD）

深い心の傷になるような出来事の影響で、（1）その出来事の持続的なよみがえり（フラッシュバック、夢など）、（2）二度と傷つかないようにするための回避と麻痺（その出来事を思い出させるものを避ける、他の人から疎遠になっている感じ、愛の感情を持つことができないなど）、（3）持続的な覚醒亢進《こうしん》症状（不眠、怒りっぽい、集中困難、過度の警戒心、驚き方が過剰など）が、一ヵ月以上続いている状態を言います。詳しくは第七章で紹介します。

◎健康な不安と病的な不安の違い

以上が代表的な不安障害ですが、不安障害の不安は、基本的には正常な不安とは連続線上にあって、程度が強くなったもの、と言ってよいものです。つまり、不安のテーマそのものは、極端だとしても、了解可能だということです。ここが妄想との違いです。

例えば、強迫性障害の人の中には、手を洗わないとばい菌に汚染されるのではないか、と心配になって過剰に手を洗い、日常生活もままならなくなってしまう人もいますが、手を洗わないとばい菌に汚染されるのではないか、という不安は、間違ってはいないものです。「自分の手にはエイリアンが宇宙から飛ばしてきた毒物がついている」などと心配していれば、それは健康な人には「あり得ない」と思われる妄想ということになります

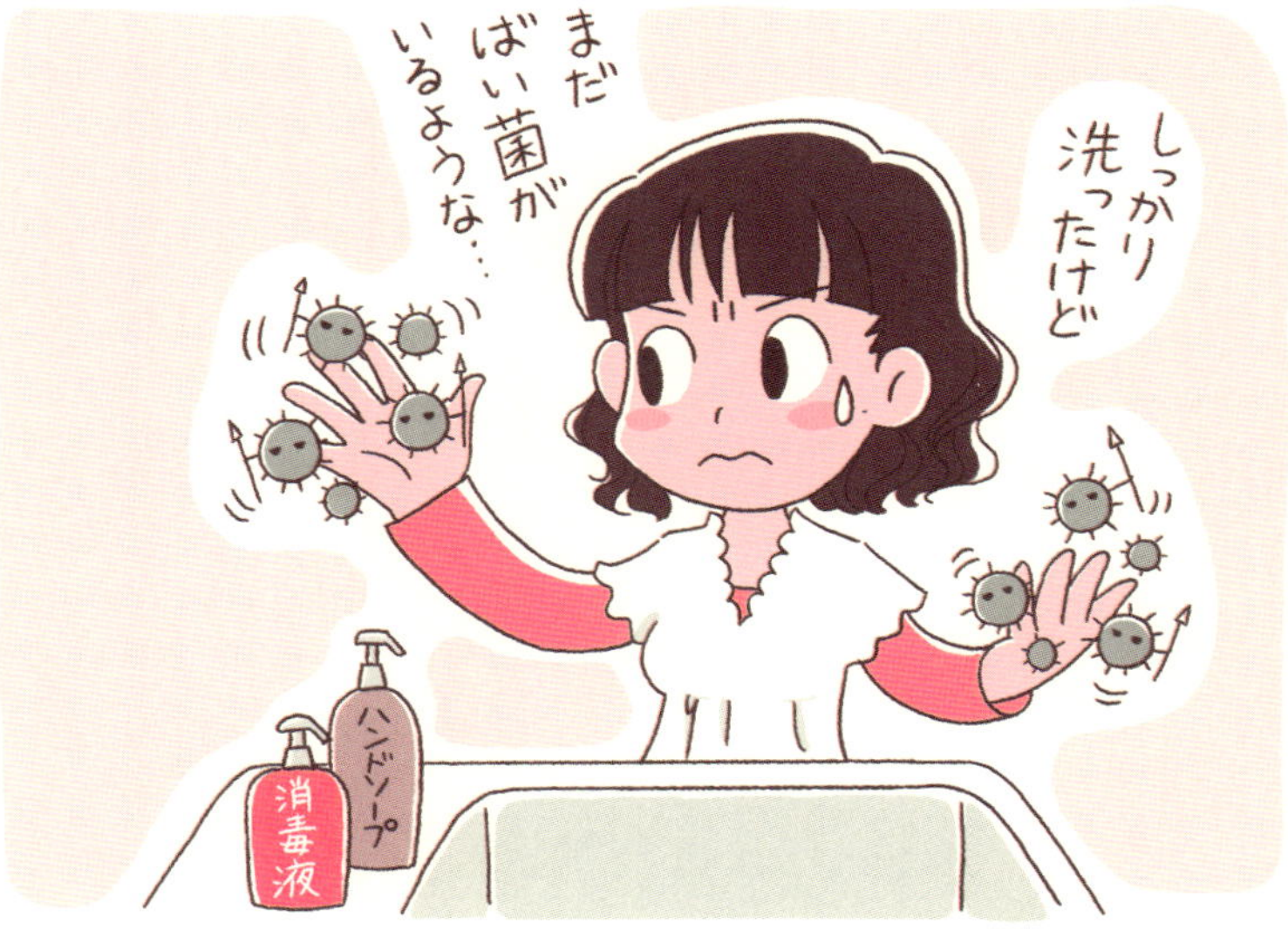
しっかり洗ったけど
まだばい菌がいるような…
ハンドソープ
消毒液

が、手を洗わないとばい菌に汚染されるというのは、間違ってはいません。そして、実際に、健康な人たちも同じ目的で手を洗っています。強迫性障害の人とどこが違うのかというと、「そこまでは気にしない」というところです。つまり、不安障害の人が抱く不安は、「わかるけれども、そこまで気にしていたら生活が成り立たないでしょう」という性質のものなのです。

また、健康な人から見て、というだけでなく、本人から見ても、不安障害のときの強い不安は、多くの場合、「不安が強すぎる」と感じられるものです（子どもの場合は別です）。妄想であれば、確信に満ちて「こんなに怖いことが起ころうとしているんです」と人に訴えることになりますが、不安障害の場合には、「こんなに気にするなんて、自分はきっと気にしすぎなんだろう」と思っています。ですから、不安障害の人は自分の不安を隠していることが多いのです。そこにもう一つの病理があります。つまり、「自分はおかしい」と思うので、それがさらなるストレスになるのです。

不安障害の不安は、病気の症状ですので、コントロールできないところも特徴の一つです。もちろん普通の不安も、すべてがコントロールできるわけではありませんが、例えば、手を洗わないとばい菌に汚染されるのではないかという不安については、「この程度の手洗いで、衛生上問題はありませんよ」と専門家から教えてもらえば、それで納得するでしょう。人前で話すことの不安も、「全然おかしくなかったですよ」と言われれば、自信へとつながっていくものです。このように、客観的・合理的なインプットによってかなりの程度コントロールできるのが、健康な不安です。そもそも安全確認ができていないために抱く感情ですから、客観的・合理的に安全を知らせてもらえば、感情は収まっていくからです。

なぜ不安障害になるのか

◎きっかけが明らかでない不安障害

不安障害の中でも、社交不安障害や強迫性障害は、いつから始まったかが特定できない場合も多く、「気づいたらなっていた」という人も少なくありません。

そのような場合は、もともと不安が強い性質を持っていた上に、生育環境や生活状況が病気を作り出しやすい構造になっていたのでしょう。

一般に、不安を喚起しやすい環境、そして、不安に対する生産的な対処法を学べない環境では、病気が発症しやすくなります。例えば、身近なところに、常に何かを心配している人や、批判的な人、世間体ばかり気にしている人がいると、子どもは不安を感じやすくなります。また、安心して自分の不安を打ち明けられない環境で育つと、不安を抱え込んでしまい、対処できなくなってしまいます。

そんな中で、本人の「特徴」であったものが、だんだんと「病気」へと程度を増していくのだと思います。だいたい思春期頃に発症したと思われるケースが多いですが、思春期という、それまでよりも多くを要求される、ストレスの多い時期に、「特徴」が「病気」に移行するというのは理にかなったことです。

◎きっかけが明らかな不安障害

一方、パニック障害やＰＴＳＤは、いつ始まったかを特定することができるのが一般的です。パニック障害の発症のきっかけは、通常、最初のパニック発作です。ＰＴＳＤの発症のきっかけは、定義通り、心に傷を与えるような出来事です。社交不安障害や強迫性障害の場合でも、きっかけが明らかなこともあります。例えば、社交不安障害であれば、人前で大変な恥をかいたという体験がきっかけになることもありますし、強迫性障害も、強い恐怖を感じるような出来事がきっかけとなって発症することもあります。

これらのきっかけに共通する特徴は、「それまでのやり方から切り離されて、自分のやり方を見失う」というものです。それまでは、普通に暮らしていれば特に自分の健康状態を気にすることもなかったのに、突然パニック発作に襲われた、となると、どのようにやっていけば安全なのかがわからなくなってしまうのです。

ＰＴＳＤの場合も、それまでは普通に暮らしていれば怖ろしいことにはまず出会わないはずだったのに、突然命を脅かすような出来事に襲われた、ということになると、やはり、どのようにやっていけば安全なのかがわからなくなります。

社交不安障害にしても同じで、それまでは普通にやっていれば人前でも何とかなったのに、突然恥をかいてしまうと、どのようにやっていけば安全なのかがわからなくなります。だから常に安全のヒントを求めて（実際にはネガティブなサインに注目してしまうのですが）、人の目を意識してしまうのです。

強迫性障害の場合も同じで、それまでは当たり前のように確保されていた安全が脅かされるような体験をすると、どのようにやっていけば無事でいられるのかがわからなくなってしまいます。だから何度も確認してしまうのです。

いずれも、「それまでのやり方から切り離されて、自分のやり方を見失う」というものばかりです。もっと簡単に言えば、「普通の暮らし方がわからなくなる」ということです。

不安障害を患っているということは、「自分のやり方」から遭難した状態が続いているということだと言えます。治療で目指していくことは、再び「自分のやり方」の軌道に乗せることです。「こんなふうにやっていけば自分は大丈夫なんだな」という感覚がつかめるようになってくれば、不安障害は治っていくのです。「普通の暮らし方」がまた実感できるようになってきます。これが、本書が目標としているコントロール感覚の獲得であると言えます。

◎遺伝するのか

不安障害の遺伝については、詳しくわかっているわけではありませんが、家族に不安障害の人がいるとやはり不安障害にはなりやすいようです。ただし、個別の不安障害が遺伝するというよりも、不安障害へのなりやすさが遺伝するということのようですから、不安の強い性格（26ページで述べ

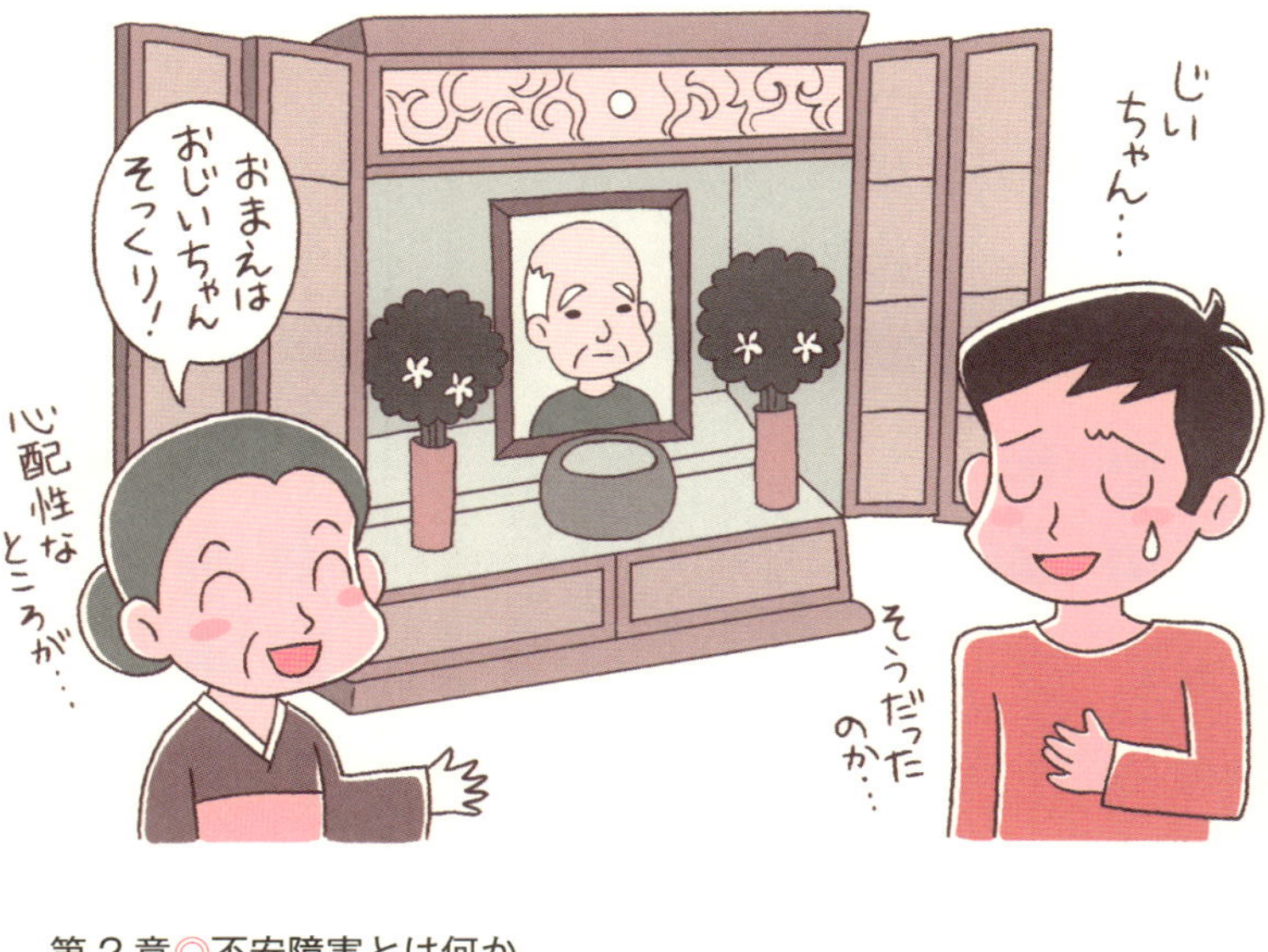
おまえはおじいちゃんそっくり！
心配性なところが…
じいちゃん…
そうだったのか…

た「損害回避」が遺伝している、ということなのかもしれません。

◎子どもを不安障害にしないために

不安障害の人の家族に不安障害が起こりやすいということは、すべてが遺伝のためとは言えません。不安の強い人は、不安の強い子育てをするでしょうから、そこからも影響を受けることになります。

よく指摘されている子育てのパターンには、過保護と批判があります。どちらも親の不安を反映したものです。親の不安を和らげたいので過保護になって何かと手を出してしまいますし、自分を不安にさせないでほしいという思いから、批判的になってしまいます。これらのいずれも、不安障害の人の家族にはよく見られると言われている特徴です。子どもからすれば、過保護に育てられると、自分で試行錯誤して自信をつける機会に恵まれません。また、批判的に育てられると、自分はだめな人間だという気持ちばかりが強くなります。28ページで述べたように、「損害回避」はそれだけで不安障害につながるわけではなく、後天的な影響の強い「自己志向」などとのバランスで決まってきます。ですから、ご自分が不安障害だとしても、自分の子どもは必ず不安障害になると考えるのではなく、どのようにすれば「自己志向」を高めて育ててあげられるのか、ということを考えた方がずっと現実的ですし有益です。過保護も批判も、いずれも「自己志向」を低くしてしまうということには注目しておいた方がよいでしょう。子どもが不安障害になるのではないかと心配して、あれこれ口出ししてしまうと、結局は「自己志向」を低くして、不安障害のリスクを高めることになってしまうからです。

なお、親自身の不安は率直に認めていった方が子どもの不安は低くなります。親が自分の不安を隠そうとすると、結局は過保護や批判という形で子どもに悪影響を与えます。それよりも、親が自分の不安を受け入れてうまく対処している様子を見せる方が、子どもの「自己志向」は高まります。子どもに対する不安があったとしたら、それを、子どもへの批判としてぶつけるのではなく、親自身の不安として打ち明けた方が、子どももよく聞き入れますし、自分の不安もこうして素直に人に話した方が受け入れられやすいのだということを学んでいくことができます。

子ども自身の不安にもよく耳を傾け、批判するのではなく一緒に対処してあげるようにすれば、「自己志向」はやはり高まるでしょう。その際、「代わってあげる」という過保護な対処ではなく、子どもが自分自身の力で安心して取り組めるようにしてあげることが必要です。

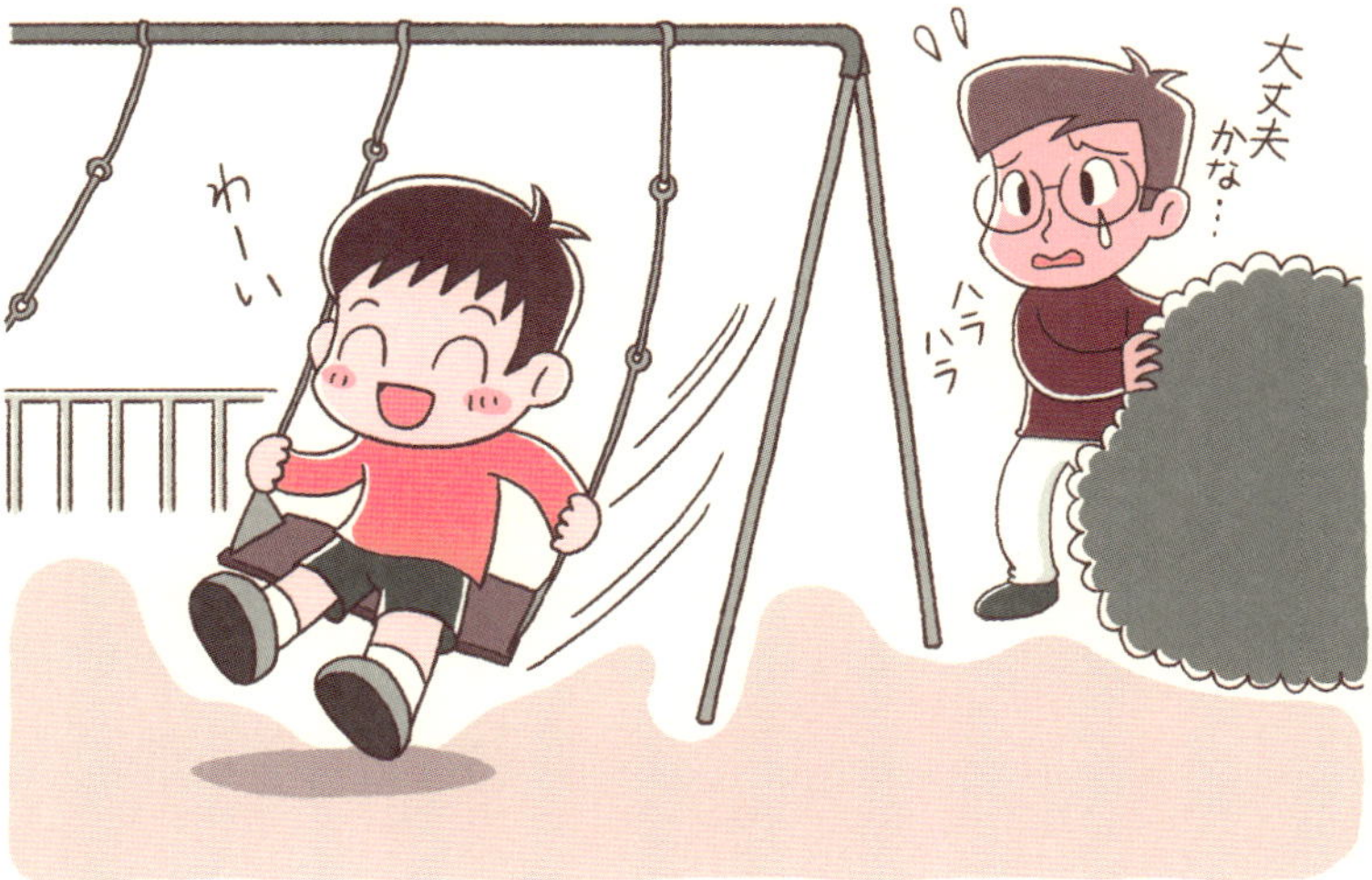

不安障害を維持する悪循環

◎不安と思考の悪循環

誰でも未知なものに対しては不安を感じるものですが、通常は、繰り返しているうちに慣れてくるものです。「初心を忘れる」などというのはそういう現象のことです。

不安障害の特徴の一つに、繰り返しによって改善しないということがあります。繰り返しによって改善するのであれば、不安障害という病気は維持されないでしょう。繰り返しによって改善しない理由は、そこに悪循環があるからです。

悪循環の主役となるのは「思考」です。つまり、自分の不安をどうとらえるか、ということが、その後の経過を決めるのです。

パニック障害のことを考えてみましょう。後ほど詳しくお話ししますが、パニック発作は、健康な人でも、心身の調子が悪いときには起こすことがあります。それを、「ああ、最近無理をしていたからパニック発作が起こったんだな」と思えれば、無理をしないように自分を労《いたわ》り、その後は二度とパニック発作を経験しないかもしれませんし、また経験したとしても同じように無理をしないように、と対処していくでしょう。

ところが、パニック発作を経験して、「自分はどうなってしまったんだろう？　何か深刻なことが起こっているのではないか？　次にまたパニック発作が起こったらどうしよう？　今度こそ死んでしまうのではないか？」ととらえてしまうと、不安がどんどん高まって、おそらく次のパニック発作につながっていくでしょう。そして次のパ

不安障害の悪循環

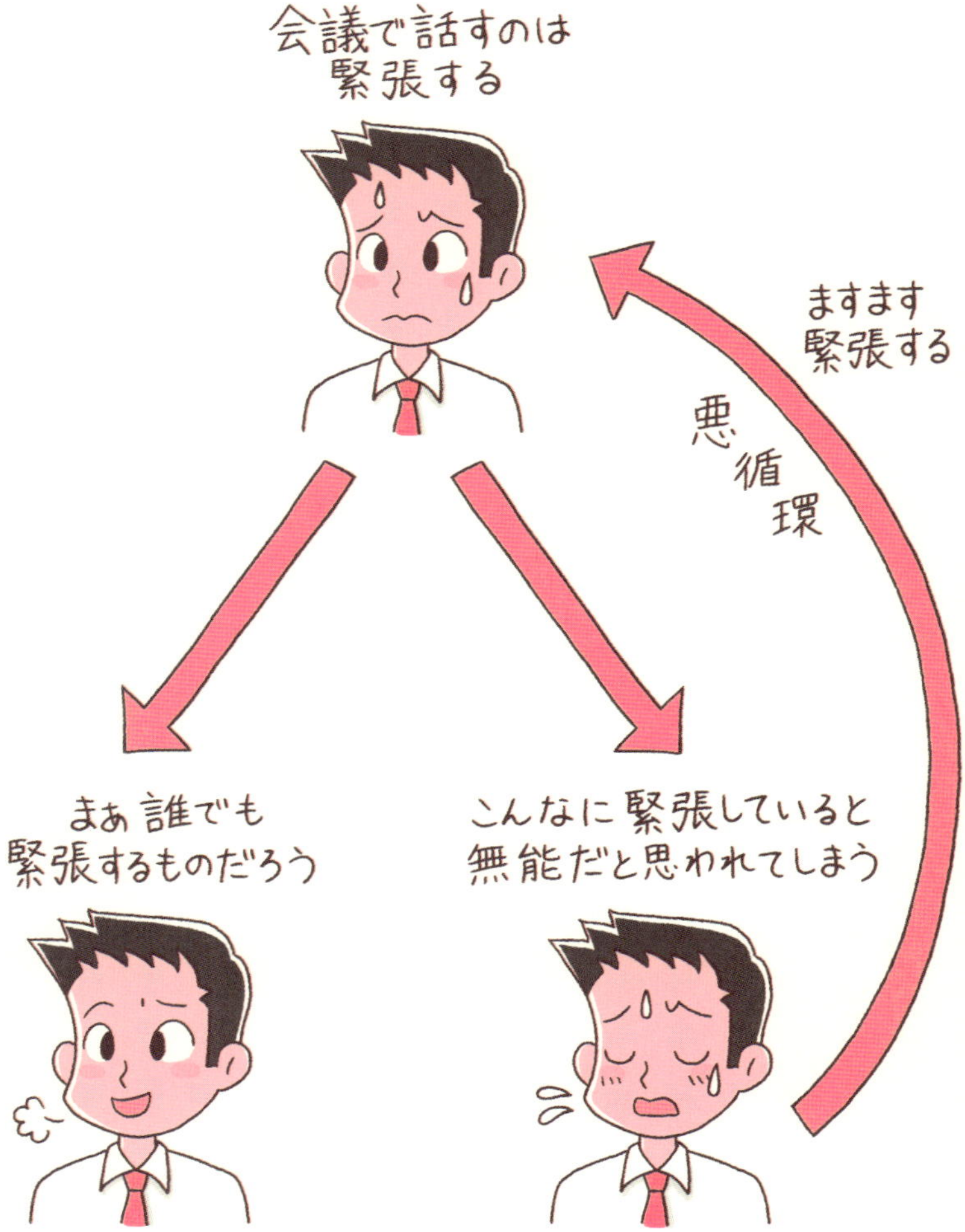
会議で話すのは
緊張する
ますます
緊張する
悪
循
環
まぁ誰でも
緊張するものだろう
こんなに緊張していると
無能だと思われてしまう

ニック発作が起こると、「やっぱり大変なことになっているのだ。どうしよう、このままでは死んでしまう」ととらえ、ますます不安が高まる、という悪循環が成立していきます。こうなると、パニック障害という病気になっていきます。

他のタイプの不安障害でも構造は同じです。不安障害が維持されているということは、何らかの悪循環があるということです。その悪循環を成立させている思考はどんなものであるかを観察する習慣をつけていくと対処しやすくなります。パニック発作そのものをコントロールするのは大変難しいことですが、パニック発作をどうとらえるか、というところは自分でコントロールしていくことができるのです。そして、それがパニック発作から受け取る恐怖を減じ、次のパニック発作のリスクを減らしていくことになります。

◎不安と回避の悪循環

次に、行動との間に成立する悪循環もあります。不安障害の人は、自分の不安を刺激するような状況を避けるようになります。この「回避」は、不安障害の重要な症状の一つです。回避によって、日常生活がままならなくなったり、自分にとって明らかに有利なことや必要なことすら避けるようになったりしてしまうからです。

回避は、短期的にはよい選択に見えるかもしれませんが、長い目で見ると逆効果です。回避してホッとすると、「次も避けなければ」という思いが強まるからです。これは、実際に怖い思いをするのと同じような効果を生み、「この状況は怖ろしいのだ」という信念を心身に植え付けます。

また、そのような状況を回避し続けている限り、「慣れる」こともあり得ません。実際に何が起こるのか、という現実観察もできないのです。

そして、人間は、何かを回避し続けている自分によい気持ちを持つことはありません。特に、周りからは理解してもらえないテーマの回避は、隠したくなります。隠すこともストレスですし、そんな自分はだめだという気持ちが強まります。自分はだめだという気持ちは、不安に対して前向きに取り組むことを難しくします。

ですから、不安と回避も、終わりのない悪循環に陥ってしまうのです。

不安障害に対処していく上では、不安そのものに働きかけるのではなく、これらの悪循環をどう破っていくかがポイントになります。悪循環を維持している思考に注目して見直していったり、悪循環を維持している回避のパターンを少しずつ変えて現実を観察したりすることが必要なのです。

不安障害を病気として扱うことの意義

◎人間関係のトラブルを解消する

本書では不安障害を「病気」として扱っていきます。ここまでに見てきていただいてわかるように、普通の不安と不安障害は違います。不安は、その状況の意味を自分に教えてくれる感情ですが、不安障害は、悪循環によって維持されている一つの構造です。明らかに本人の生活を侵害し、本来のその人の能力以下のことしかできない状態にしてしまいます。

人に対して心の病だとはっきり言うことには、まだまだ抵抗の強い人が多いと思います。しかし、実際には、病気を認めないことによって、人間関係はこじれてしまいます。相手との関係が大切であればこそ、相手の病気を認めた方がはるかにうまくいくのです。

病気とは何かということを簡単に言えば、

①本人が望んでなるものではない
②症状を自分でコントロールできない
③本人にとってつらい状態である

ということになります。

これを「病気」として見ないと、この状態は自分の意思でコントロールできるはずで、そうしていないということは本人にやる気がないからだ、ということになってしまいます。このようなとらえ方をしてしまうと、周りの人たちにも「本人にやる気がない」と不満が積もりますし、本人も「自分が悪い」と自分を責めてしまいます。人から白い目で見られ自分を責めても不安への対処にはならないどころか、むしろ逆効果です。これでは、「自己志向」が下がってしまいますし、本書で目指しているようなコントロール感覚はつかめません。

一方、「病気」としてとらえれば、やるべきことがはっきりしてきます。それは、病気の治療にプラスになることをする、ということです。本人は治療上の課題に取り組めばよいわけですし、周りの人たちも「本人にやる気がない」と不満に思うのではなく治療に協力すればよいのです。

◎コントロール感覚を持てる

やるべきことがはっきりする、ということは、コントロール感覚、ひいては心の健康につながります。

また、「病気」として見ると、自分に起こっていることを医学的に理解することができます。不安障害なのだから不安を感じるのは当たり前だ、と思えることには大きな意味があります。「こんなに不安だということは、やはりそれだけ危険なことなのではないか」という思考の悪循環へと入らないですむからです。不安を症状とした病気にかかっているのですから、不安になるのは当たり前なのです。

もちろん、ひとたび不安にとらわれてしまうと、自分が病気であるという認識が簡単に吹き飛んでしまうこともありますが、それでも、落ち着いたときに戻れる場所を持っておくことは意味があります。自分が病気だというところに戻るくせをつけていくと、だんだんと、不安になったときにも、「ああ、これは症状だな。それ以上の意味はないな」と思えるようになってきます。確かに不安ではあるのですが、それだけの話になるのです。これが、不安障害に対してコントロール感覚を持つということです。

不安障害の治療

不安障害の治療は、それぞれの病気ごとに異なりますし、患者さんのタイプによっても向き不向きがあるのですが、大きく言うと薬物療法と精神療法（認知行動療法、対人関係療法など）があります。ここではそれぞれを簡単にご紹介しておきます。

◎薬物療法

一般に、神経伝達物質であるセロトニンのレベルに影響を与える薬が効果を示しています。セロトニンは、不安と関係の深い物質であることがわかっています。

代表的な薬には、ＳＳＲＩ（選択的セロトニン再取り込み阻害薬）と呼ばれるグループがあります。抗うつ薬として位置づけられている薬ですが、うつ症状がない不安障害の方にも効果を発揮します。

すべての人に薬が効くわけではありませんが、妊娠中などの事情がない限り、不安障害であればどんな人でも試してみる価値はある薬です。なお、短期間で薬をやめてしまうと症状がぶり返すのが一般的なので、医師とよく相談しながら服用することが必要です。また、精神療法と組み合わせると効果が定着しやすいでしょう。ＳＳＲＩ以外の抗うつ薬の方が合う人もいます。

身体に表れる不安反応を和らげるために自律神経系の薬が用いられることもあります。

ちなみに、「抗不安薬」と呼ばれる薬は、不安発作が起こったときに、そこから脱するためには即効性がありますが、不安障害の治療薬ではありませんし、漫然と用いると依存も生じますので、医師とよく相談しながら用いた方がよいものです。

抗不安薬ではなく抗うつ薬の方が不安障害の治療薬であるということは、案外知られていないものです。

◎認知行動療法

認知行動療法は、認知療法と行動療法を組み合わせたものです。行動療法では、主に、不安の対象に段階的に慣れていくアプローチをとります。安全な環境で、少しずつ、怖いものに慣れていくのです。

一方、認知療法では、私たちの物事のとらえ方（認知）に注目します。不安につながる認知を体系的に振り返って修正を試みていきます。認知行動療法は、多くの不安障害に対して標準的に用いられるようになっています。精神療法の中では、エビデンス・ベイストな（科学的根拠に基づく）治療法の代表格です。112ページと133ページでさらに紹介します。

◎対人関係療法

認知行動療法に比べると普及は遅れていますが、やはりエビデンス・ベイストな精神療法の代表格です。対人関係療法では、身近な人間関係と症状との関連に注目して治療を進めます。発症のきっかけになった対人関係上の出来事や変化は何か、発症してから、症状によって身近な人間関係がどのような影響を受けているか、また、身近な人間関係によって症状がどのように影響を受けているか、ということに注目していきます。強迫性障害以外の不安障害に対して、効果が示されてきています。86ページでさらに紹介します。

それぞれの治療法を直接説明するページは限られていますが、本書で述べていることの全体が、これらの治療法の考え方に基づいています。

第3章

不安と身体

不安のときに身体に起こること

◎「闘争か逃避か」

不安に駆られたときに起こる生理学的な反応は、「闘争か逃避か」（fight or flight）反応と呼ばれています。これは、生体が危機にさらされたときにその脅威から逃げるために、あるいは逃げられないときは闘うことができるように、もともと生体に備わっているものです。人間だけでなく、ほかの動物にも見られる基本的な生体防御反応です。

これは主に自律神経による反応で、脅威を知覚すると直ちにアドレナリンなどが放出されることによって生じます。基本的には「目の前の脅威」に対する反応で、即座に、そして短期的に起こるものです。危険が去ると、放出されたホルモンはすばやく分解されて、「闘争か逃避か」の状態は終わります。

これは、その本来の目的から考えても、「目の前のものから逃げる」ことを唯一の目標とした身体の機能のシフトであり、長期的な目標を持つものではありません。

◎「闘争か逃避か」反応のときに身体に起こること

緊張したときの自分の身体の状態を考えてみると、「闘争か逃避か」反応のときの身体の変化はよくわかると思います。

例えば、胸がドキドキします。このとき、心拍数が増えて血圧が上がっています。目の前の脅威から逃げるためには筋肉に血液が多く送り込まれなければなりませんから、そのために起こる身体の変化です。

血液は主に、逃げるために必要な足の筋肉などに回され、すぐには栄養を必要としない部分にはあまり回らなくなります。

同時に、筋肉は緊張します。すぐに逃げるためには、筋肉がダラッとしていてはだめだからです。

不安になると、多くの人が過呼吸になります。息がハアハアとなるのです。これは、すぐに走って逃げられるように、酸素をたくさん吸えるようにするための変化です。

また、汗が出ます。逃げるために激しく運動したときに体温が上がりすぎないための変化です。

食べ物の消化は、危険から直ちに逃げるためには必要なことではありませんから、基本的には止まります。胃には消化されない食べ物が残りますので不快を感じます。食べ物の消化のための唾液は分泌が減りますので、口が渇きます。

このように、不安の時に起こることとは、緊張系の交感神経優位となり、リラックス系の副交感神経が抑えられます。

これは、本当に目の前に危険があるときには有効です。例えば、「火事場の馬鹿力」などと呼ばれるものがありますが、これはまさに、「闘争か逃避か」のモードから生まれる力であると言えます。普段だったらとても出せないような身体の力が、筋力、血流、呼吸のすべてを総動員することで発揮されるのです。

また、こんなときの頭は「どうすれば危険から逃れられるか」という一点に集中していますので、他のことには頭が回らなくなります。これも、「火事場の馬鹿力」と言われる力を生み出すもとになります。

集中力は、解決に向けて高まるだけでなく、危険の知覚についても高まります。全体に覚醒度が上がり、危険に対しては非常に敏感になります。つまり、全体にピリピリして、ちょっとしたことにも危険を感じ取るのです。

◎「闘争か逃避か」反応が不安を呼ぶ

以上の心身の変化は、本来想定されている「目の前の脅威から逃げる」という目的のためにはぴったりの反応です。そして、実際に逃げたり闘ったりして身体を十分に使うと、これらの反応は自然と収まってきて「力が抜けた」状態になります。安全を確保した身体は、ここで休息に入ります。この時点で、「闘争か逃避か」反応は、その役割を無事終えたということになります。

ところが、「闘争か逃避か」反応は、実際に逃げることが必要な脅威があるときだけでなく、自分が「脅威だ」と感じるようなときにはいつも起こってきます。例えば、人前で話すことが怖いと感じると、「闘争か逃避か」反応が起こってきます。ところが、そのような状況は、全力で走って逃げれば解決するような性質のものではありません。走って逃げることは不適切ですし、そもそも、外的なきっかけはあるにせよ、その「脅威」は自分の内面からわき起こる不安なのです。

このような場合、新たな問題が生じてきます。それは何かと言うと、「闘争か逃避か」反応が場にそぐわなくなり、逆に新たな不安を呼ぶということです。「闘争か逃避か」反応そのものは、決して心地よいものではありません。ただでさえ人前で話すことが怖いのに、そこに胸がドキドキしたり呼吸が苦しくなったりするのでは、全体のストレス量は相当なものになります。

そして、「闘争か逃避か」反応そのものを「脅威」と感じると、次項で述べるパニック障害という病気にもなります。ドキドキして、息苦しくなって、めまいがして、このまま自分は倒れたりおかしくなったりしてしまうのではないか、という不安が、パニック発作の悪循環につながっていくのです。本来、自分を危険から守るために身体に備わった反応が、自分に危険を感じさせるという構造になってしまっています。

◎「闘争か逃避か」反応が本来の不安を強める

また、人からどう見られるかということが気になる社交不安障害の場合には、「闘争か逃避か」反応のために不自然になる自分の言動が、ますます相手からネガティブに評価されるのではないかと気になるようになります。もともと人前で話すのが怖い人が、「闘争か逃避か」反応によって声もうわずり手も震える、ということになると、ますます人目が気になるようになるのです。そして、「声がうわずっているような自分は、人からプラスに評価されるわけがない」と、悪循環に陥っていきます。つまり、「闘争か逃避か」反応によって、本来の「人からどう見られるかが不安」というテーマが強化されてしまうのです。

◎「修理」が必要なのはセンサー

こうして見てくると、「闘争か逃避か」反応が起こらない身体になったらよいのに、と思われるかもしれません。しかし、問題は「闘争か逃避か」反応にあるのではありません。その状況を「脅威」ととらえてしまうところに問題の本質があるのです。

「闘争か逃避か」反応は、火災報知器のサイレンのようなものです。ここで修理が必要なのは、センサーです。魚を焼いただけなのに火事だとみなしてサイレンが鳴ってしまっているのです。魚を焼いた程度ではセンサーが働かないように、修理をすればよいのです。サイレンそのもの（「闘争か逃避か」反応）を鳴らなくしてしまうと、本当の火災のときに困ってしまいます。

「センサー」の修理の仕方については後述していきますが、センサーが壊れているのだということを自覚するだけでも、修理の一歩になります。

パニック障害

◎心臓病の告知からパニック障害を発症した男性

四十代の男性Aさんは、やり手の会社員でした。職場健診で心電図異常が見つかり、精密検査で、「心筋症」という診断を受けました。五十代以降には突然死することもあるかもしれない病気で、とにかくストレスと風邪を避けるように、と専門医から言われました。それまで健康には自信があったAさんにとって、これはまさに、足下の崖が崩れるような体験となりました。現代人にとって、ストレスと風邪を避けるなどということが可能なわけはなく、自分がこれからどうやって暮らしていったらよいか、すっかりわからなくなってしまったのです。

失意の中、夜もよく眠れずに思い悩んでいたある日、いつもよりも仕事が忙しい日がありました。こんなに忙しくして、ストレスで突然死するのではないだろうか、と心配しながら家に帰り、スーツを脱いでいると、急に胸が苦しくなり、締め付けられるような痛みを感じ、息も苦しくなりました。「ついに突然死が来たのではないか」と思い、恐怖に怯えました。すぐに救急車を呼んでもらいましたが、病院についた頃には苦しさも収まっていました。検査の結果、心臓には特に変化が起こっていないことがわかりました。

それからも、Aさんは同様の発作を繰り返しました。その都度、「今度こそ突然死が来たのではないか」と思うのです。仕事中に緊張する場面などがあり、少し胸がドキドキすると、「また発作が来るのではないか」と思うので、以前のように仕事をすることもできなくなりました。

あまりにも頻繁に救急車を呼ぶので、ついに精神科を紹介され、パニック障害という診断を受けました。Ａさんの発作は、心臓発作ではなく、パニック発作だったのです。

◎パニック発作

前項で、不安のときの身体反応である「闘争か逃避か」反応について説明しましたが、パニック発作は基本的にその程度の強いものであると言えます。

パニック発作のときには、人それぞれ症状は違いますが、次のような症状が出てきます。

①動悸または心拍数の増加
②発汗
③身震いまたは震え
④息切れ感または息苦しさ
⑤窒息感
⑥胸痛または胸部の不快感
⑦吐き気または腹部の不快感
⑧めまい感、ふらつく感じ、頭が軽くなる感じ、または気が遠くなる感じ
⑨現実感消失（現実でない感じ）または離人症状（自分自身から離れている感じ）
⑩コントロールを失うことに対する、または気が狂うことに対する恐怖
⑪死ぬことに対する恐怖
⑫異常感覚（感覚麻痺またはうずき感）
⑬冷感または熱感

これらのうち四つ以上が、突然に現れて十分以内にその頂点に達する場合に、パニック発作と呼ばれます。

◎パニック障害

パニック発作を起こすすべての人がパニック障害になるわけではありません。

パニック障害と診断されるためには、次の①と②の両方を満たす必要があります（参考文献［7］）。

①予期しないパニック発作が繰り返し起こる

②少なくとも一回の発作の後一ヵ月以上、次の三つのうち少なくとも一つが続いていたこと

A：もっと発作が起こるのではないかという心配の継続

B：発作またはその結果が持つ意味（例：コントロールを失う、心臓発作を起こす、「気が狂う」）についての心配

C：発作と関連した行動の大きな変化

つまり、単にパニック発作が繰り返し起こるだけでなく、「またパニック発作が起こるのではないか」という不安へのとらわれや、「パニック発作が起こった結果どうなってしまうのだろう」という結果への不安、そして、パニック発作を起こしそうな状況の回避、というような条件が必要だということです。

それは、生活がパニック発作にコントロールされている状態であると言えます。

冒頭にご紹介したAさんも、パニック発作が起こる度に「今度こそ突然死が来たのではないか」と怯え（基準B）、仕事中も「また発作が来るのではないか」という心配を常に抱え（基準A）、仕事の仕方も変わってしまいました（基準C）。Aさんの生活は、まさにパニック発作を中心に回るようになってしまったのです。

◎パニック発作は「突然に」起こるわけではない

パニック発作そのものは、「闘争か逃避か」反応の程度の強いものですから、それ自体が病的だ

ということはありません。実は、どんな人でもパニック発作を起こすことはあります。特に、心身のストレスがあるとき、つまり、身体が疲れているときや、精神的なストレスがあるときには、パニック発作を起こしやすくなります。これは、普段はぴんぴんしている人でも体調が悪いとめまいや立ちくらみを起こすのと同じようなものです。パニック発作が起こりやすくなるのは、身体的なストレス（病気、過労、飲み過ぎ、睡眠不足、ダイエットによる低血糖、月経前後など）や、精神的なストレスが強いときです。

Aさんにしても、最初のパニック発作は、心筋症という診断に打ちのめされているときで、不眠が続いており、さらに当日は仕事が忙しかった、という条件が重なる中で起こっています。

パニック障害の人でも、最初のパニック発作は、そのような「普通のパニック発作」なのです。

実はここが肝心なところです。パニック発作は「予期せず」「突然に」起こるものとして感じられていますが、本当に「突然に」起こることはまずないのです。最初のパニック発作も、心身のストレス下で起こるものですし、その後は不安の悪循環の中で起こってきます。

Aさんも、「今度こそ突然死が来るのではないか」という不安をずっと抱えていますので、ストレスは高いままです。そのストレスが次のパニック発作につながっていくのであって、決して「突然に」起こっているわけではないのです。

パニック発作が、本当に心身ともリラックスしているようなときに起こることはまず考えられません。ふと安心したようなときに起こる人もいますが、それは、そこまでの緊張を反映したものであり、リラックスしているときに理由もなく起こったというわけではないのです。

パニック発作が「突然に」起こるのではなく、ある程度の必然の中で起こってくるということを理解すると、コントロール感覚を持てるようになります。また、パニック障害は、心身のストレスのもとで現れる一連の反応であるということを学べば、自分の身体に何が起こっているかを理解することができ、その細部をいちいち気にすることが無意味だということがわかってきます。ですから、パニック障害に対する最大の治療法は、パニック障害という病気についてよく学ぶことなのです。

◎「苦しさ」と「意味づけ」の混同

どんな人にもパニック発作は起こり得ますし、特に初回のパニック発作はどんな人にとっても本当に怖ろしく感じられるものです。それまでに全く経験のない、異常な体験だからです。しかし、パニック発作で死ぬこともなければ、気が狂ってしまうわけでもない、ということは事実として残ります。

この事実を前に、「パニック発作は苦しいけれど、命に関わるわけではないから」と考えることができれば、パニック障害にはなりません。パニック発作の苦しさと、その意味づけが、うまく区別されているのです。

パニック障害の人も、それまでのパニック発作で「最悪の事態」にならなかったことは認めています。しかし、次の発作が起こると、「今度こそは最悪の事態になるのではないか」と考えてしまうのです。この思考は強い不安を生みますから、もちろんパニックもひどくなります。そして、「こんなにひどい状態なのだから、やはり今度こそは最悪の事態になるのだ」とさらに思う、という悪循環に陥ってしまうのです。

ここでは、パニック発作そのものの苦しさと、その意味づけが混同されていると言えます。そして、パニック障害の悪循環から脱するためには、この二つを区別していくことが重要です。

これは、パニック発作に対してコントロール感覚を持つということに他なりません。パニック発作そのものはコントロールできなくても、それがなぜ起こるのか、どう対処することが最も適切なのか、ということを知れば、コントロール感覚を持つことができ、パニック障害を治すこともできます。

◎満員電車での不調からパニック障害を発症した女性

二十代の女性会社員Bさんは、ある日会社に向かう満員電車の中で、吐き気を感じました。吐き気はだんだん強まり、サーッと血の気がひいていきましたが、身動きのとれない急行電車は、当分止まりそうもありません。その日はちょうど生理だったのですが、Bさんの生理は比較的軽い方で、それまでにはそんな症状が出たこともありませんでした。「このままどうなってしまうのだろう」という恐怖の中、息がハアハアと切れ、血の気はどんどん引いていきました。幸い、Bさんの尋常でない様子に、すぐとなりに立っていた女性が気づいてくれ、椅子に座れるように、そして次の駅で降りられるように誘導してくれました。Bさんは駅の休憩室で休み、母親に迎えに来てもらいました。

このときの恐怖は本当に大きかったため、翌日からは、電車が込んでいる時間を避け、各駅停車で通勤するようになりました。このことでBさんの「自分の時間」はほとんどなくなってしまいました。それはそれで困ったことでしたが、あのときの恐怖を思うと、他に選択肢はありませんでした。

ところが、ある日、各駅停車に乗っているときに、例の「サーッと血の気が引く」感じがしたような気がしました。前ほどはっきりとしたものではなかったのですが、各駅停車ですいているとはいっても次の駅まで降りられないということに気づいたBさんは、「どうしよう」と思いました。

すると、だんだん不安が強まってきました。息がハアハアとしてきて、吐き気と息苦しさが強まり、頭が白くなってきました。Bさんはその場にしゃがみこんでしまい、また近くの人に助けてもらって、次の駅の休憩室で休みました。

各駅停車でも発作が起きた、という事態はBさんにとっては大変なショックで、結局それから電車に乗れなくなってしまいました。今は母親が運転する車で会社まで送迎してもらっていますが、母親に迷惑をかけて申し訳ないという気持ちと、かといって電車に乗ることはどうしてもできない、という恐怖の板挟みで苦しい毎日です。

◎広場恐怖（アゴラフォビア）

パニック障害の人の中には、閉所恐怖症のような人もかなりいます。例えば、電車（特に急行など停車駅間が長いもの）、飛行機、バス、エレベーター、渋滞中の車など、パニック発作が起こっても逃げられないと思うような場所が怖い、というタイプです。本当に逃げられない場所だけでなく、逃げると恥をかくような場所を苦手だと感じる人もいます。人によっては、助けてくれる人がいないという意味で「一人」の状況を怖がることもあります。

Bさんもその一人で、電車という「脱出できない空間」を怖れています。最初のパニック発作は、ちょうど過労だった時期に生理がぶつかったための吐き気から起こったのですが、次のパニック発作は、明らかに「電車からおりられない」という考えが刺激になっています。そして、ついには、電車に乗れない、ということになってしまいました。

このような人たちを専門的には「広場恐怖」と呼びます。「広場」とは何とも変な言葉ですが、「公の場」というくらいに考えていただくとわかりやすいと思います。

電車を怖がっている広場恐怖の人を単に「電車恐怖症」として見てしまうと、本質を見誤ってしまいます。その人は決して電車が危険なものだと思っているわけではないからです。Bさんも、電車そのものが怖いわけではありません。本質は、電車そのものに対する恐怖ではなく、パニック発作への不安なのです。そんな場所でパニック発作が起こってしまったら、自分には何もコントロールできないという不安です。ですから、電車に焦点を当てるよりも、まずは自分の身体に起こっていることをよく知ることの方が大切なのです。自分の身体とのつきあい方を学び、コントロール感覚が持てるようになってきたら、電車という環境にも少しずつチャレンジしていくことができます。

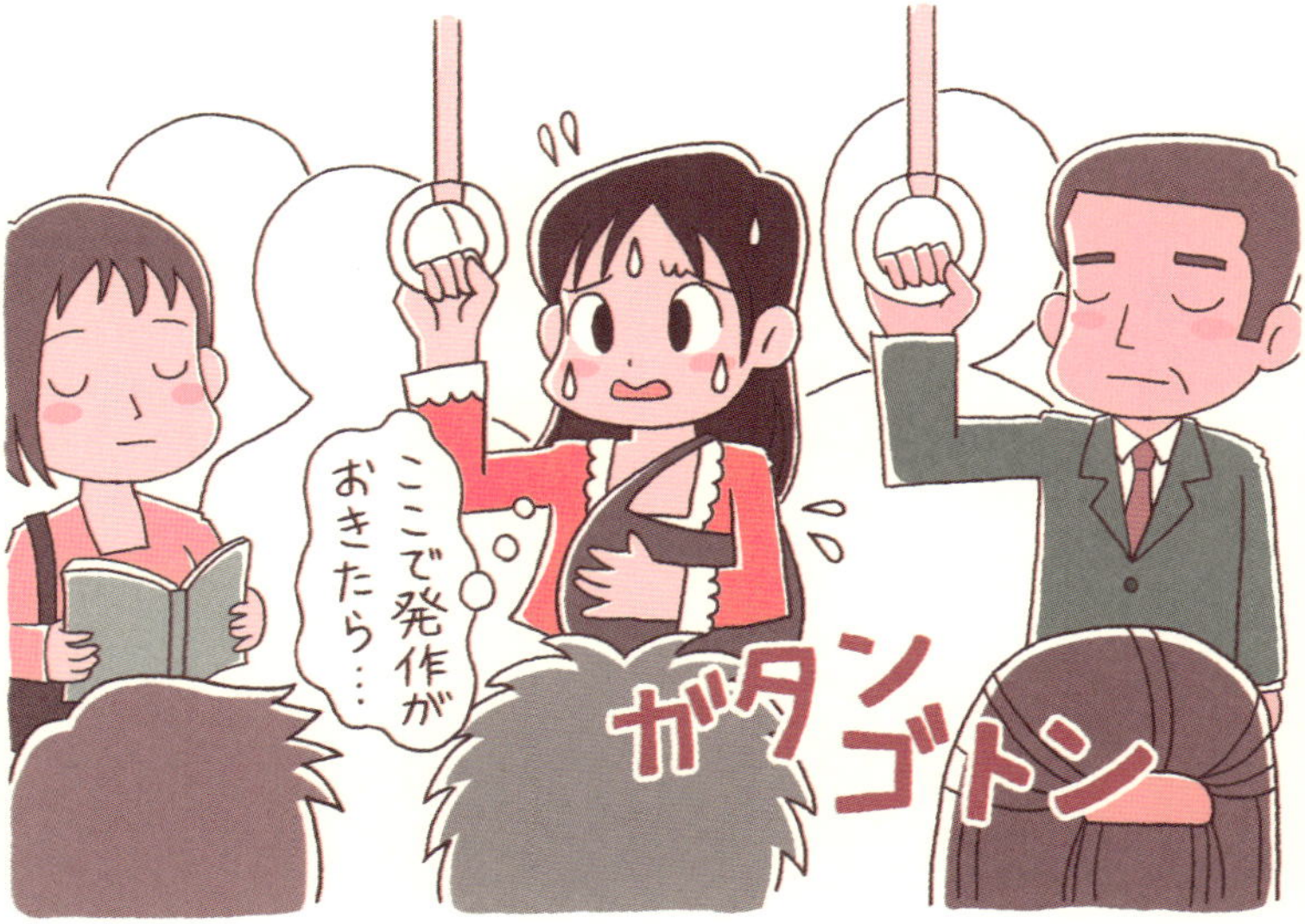

呼吸に注意して身体感覚をコントロールする

◎呼吸は自律神経に影響を与える

不安のときの身体反応に対処する上で最も重要なのは呼吸です。不安反応は主に自律神経によるものですが、自律神経そのものは、筋肉を動かす神経などと違って、私たちが直接コントロールすることはできません（だから「自律」と言うのです）。しかし、私たちは心の状態などによって自律神経に影響を与えています。リラックスすると副交感神経が優位になりますし、「脅威」を認識すると「闘争か逃避か」反応が起こる（交感神経が優位になる）、などというのは、まさにその一つの形です。

自律神経に最も手っ取り早く影響を及ぼす方法は、呼吸です。呼吸でしたら自分でコントロールすることができますが、呼吸を意識することによって自律神経もリラックス系に変化させることができるのです。

呼吸というのはおもしろいもので、自律神経にコントロールされる部分と、自律神経をコントロールする部分があります。

自律的な呼吸は自律神経にコントロールされています。私たちが寝ている間にも呼吸を続けられるのは、意思とは関係のないところで自律呼吸が続いているからです。また、「闘争か逃避か」で呼吸数が上がるのも、自律神経による影響です。別に私たちは呼吸数を増やさなければと思っているわけではありません。

このように自律神経によってコントロールされる部分が呼吸の基礎にあるのですが、それに加えて、呼吸は、自由に動かせる筋肉を使ってコントロールすることができます。五秒かけて息を吐いてくださいと言われれば、だいたいできるでしょう。そのときには、できるだけ細く吐くことを心がけると思いますが、細く吐くためにどの筋肉を使っているか、よく観察するとわかると思います。自分の意思で細く長く呼吸をすると、副交感神経優位の状態、つまり、リラックス状態を作り出すことができます。

◎過呼吸のときに起こること

パニック発作のときもそうですが、不安反応が起こるときには過呼吸になっていることが多いものです。

「過呼吸症候群」などという病名も広く知られてきましたが、呼吸は多ければよいというわけではなく、過呼吸になると、さまざまな症状が起こってきます。息が苦しくなり、不安がつのり、両手の指や口のまわりがしびれた感じになり、めまい、ふらつき、混乱、筋肉のこわばり、目のかすみなどが起こることもあります。なぜこのような症状が起こるのかと言うと、「呼吸しすぎ」の状態になると、血液中の二酸化炭素が低下するからです。血液中の二酸化炭素が低下すると、血液がアルカリ性に傾きますし、脳血流が減少します。これが、過呼吸のときのさまざまな症状につながります。

「脳血流が減少」と聞いて、怖くなったかもしれませんが、実際には怖がる必要はありません。精神的な要因による過呼吸で死ぬことや後遺症を残すことは決してなく、どんなに強い発作でも、時間とともに必ず軽快していきます。身体はまたきちんとバランスをとって、通常の状態に戻るようにできているからです。

パニック発作のときには、「息苦しい」と感じる人が多く、呼吸が足りないと感じられるものですが、実際には呼吸しすぎの状態になっていることがほとんどです。そもそも、「闘争か逃避か」反応のときに呼吸数が増えるのは、すぐに走って逃げられるように酸素吸入量を増すためですが、私たちは不安反応が起こったときに必ずしも走って逃げるわけではないので、そんなに酸素は必要ないのです。すると、酸素が余った状態が作られてしまい、それが過呼吸の症状につながっていきます。

実は、パニック発作は、過呼吸によって誘発することができるということが知られています。治療の場以外では試さないでいただきたいのですが、過呼吸を続けると、パニック発作が起こるのです。「脅威」を認識すると「闘争か逃避か」反応で過呼吸になるというのも一つの事実ですが、同時に、過呼吸によって不安反応が誘発されているという側面もあるのです。

◎呼吸をコントロールする

過呼吸は、自覚されていないことも案外多いものですが、一分間に十二回以上呼吸をしていたらおそらく過呼吸です。不安が強い人は、普段から呼吸数が多いこともあります。

呼吸のコントロールは、大ざっぱに言うと、回数のコントロールと、鼻で息をする、ということによって行うことができます。

回数のコントロール法にはいろいろなものがありますが、まずは一分間に十回の呼吸を目指すのもよいでしょう。三秒間で息を吐き、三秒間で吸う、ということを数えながら行うと、ちょうど一分間に十回の呼吸になります。時計を見ながら数えてみると、自分が思ったよりも三秒間が長いことに気づくかもしれません。吐いた後にしばらく息を止める方法もあります。

また、鼻で息をするということも大切です。鼻で息をしている限り、過呼吸になることはまずありません。物理的に鼻が詰まっているときなどは別ですが、そうでもない限り、安静時には鼻だけの呼吸で人間は十分生きていけます。鼻呼吸をすると喉や気道の乾燥も防げますので他のプラスもあります。吐く息は口から吐いた方が筋肉がリラックスする人もいますので自分にとって楽な方でよいと思いますが、少なくとも吸う息は鼻から吸いましょう。口から吐く場合も、口をできるだけ細くして、ゆっくり長く吐きます。呼吸法の中には、吐く時に「リラーックス」などとゆっくり声に出すものもあります。確実に呼吸数を減らしリラックスできるものであれば何でも結構です。

呼吸のコントロールは、パニックになったときにもまず心がけると落ち着きますし、いつでも対応できるように、普段から鼻でゆっくり息をする練習をしておくとよいでしょう。

また、パニック発作のない人でも、不安が強まったときには呼吸が浅く短くなっていると思いますので、同じように、長い鼻呼吸を心がけてみましょう。特に、吐く方をゆっくりするように意識すると、リラックス効果が高まります。

◎筋肉の緊張をコントロールする

呼吸のコントロールと共に、筋肉の緊張をコントロールする筋リラクセーション法を覚えると、さらに効果が増します。リラクセーション法にもいろいろありますが、力を抜こうとしてもかえって緊張してしまう人の場合には、まず筋肉に力を入れてから抜く、という方法をとるとリラックスしやすいです。

なお、息を吐くときに筋肉はゆるみます。筋肉を弛緩させるときには、息を同時に吐くと、リラックス効果が高まります。身体の動きと呼吸が一体化しているヨガのリラックス効果が高いのは、呼吸と筋リラクセーションの課題を同時に行っているからだと考えられます。

身体からのメッセージを受け止める

◎大きな視野でコントロール感覚を持つ

呼吸と筋肉を意識してできるだけリラックスすることは大きな目で見れば間違いなく役に立ちますが、それで全ての身体反応がコントロールできるわけでもありません。そんなときに、「まだ緊張している」「まだ不安が残っている」と思ってしまうと、ますます不安になってしまいます。不安反応をなくすことができたかどうかに集中してしまうと、結局はそのことに振り回されるようになってしまうのです。

身体へのコントロールを取り戻すための第一歩は、身体にはコントロールできない部分もあると認めることです。

私たちの身体は、実にうまく作られています。その最大の機能は、バランスをとるというところにあると思います。これはとても精緻な構造になっており、そして心身の全体という規模で行われるものですから、ある断片だけを見ると、バランスが崩れているように思えるときもあります。そんなときは身体が恨めしく思えるものですが、きっともっと大きな目的のために身体の現状はこうなっているのだろう、と思うようにすれば、身体の状態から受けるデメリットを最低限にすることができます。

そして、「きっともっと大きな目的のためにこうなっているのだろう」と思えることは、一つのコントロール感覚です。「もっと大きな目的」の詳細は別にわからなくてよいのです。ただ、「身体は結局のところうまく作られているのだろう」

という信頼感を持っていればそれでよいのです。これは、「どうして身体は自分の言うことを聞いてくれないのだろう」と泣きそうになっているよりも、はるかに安定感があると思います。自分ががむしゃらに身体をコントロールするのではなく、一歩下がって身体を見つめることによって、コントロール感覚が生まれるというのはおもしろい真実です。

◎症状よりも先にストレスに気づけるように

パニック発作は心身のストレスのもとに現れるということをお話ししましたが、睡眠不足や過労、かぜ、二日酔いなどはパニック発作を起こしやすい状況を作ります。このようなときには、「パニック発作が起こってしまった」というところに注目するよりも、「パニック発作が起こりやすいコンディションにあったのだ」というところに注目した方がはるかに有益です。

パニック発作のみならず、あらゆる症状は、そのときの自分の心身のコンディションについて何かを教えてくれるものです。身体に負担がかかる状態になっているか、精神的にストレスがかかっているか、です。「パニック発作が起こってしまった」「今日は胸がソワソワしすぎる」というところだけに注目してしまうと、身体が教えようとしていることを学べなくなってしまいます。

症状が強いときには、現在の自分のコンディションを振り返り、改められるところは改めましょう。次項からお話ししていく基本的な生活習慣も参考になると思います。そして、目標を、「症状よりも先に自分のストレスに気づく」というところに置いてみるのもよいでしょう。症状が出てしまったら、「ああ、また自分のストレスを軽視してしまった」と反省して、次に向かえばよいでしょう。そのときに自分を責めたりするとストレスが強まりますので、ご注意を。

不安に強い身体作り

◎バランスが崩れにくい身体を作る

ここまでに見てきたように、不安と身体は密接に関わっています。不安は確かに精神的なものなのですが、ひとたび不安という刺激を受けると身体は一連の反応を起こしていきます。そして、その一連の反応から、不安がさらに強まるという側面もあります。

また、パニック発作を起こしやすい人と起こしにくい人を比べてみると、パニック発作を起こしやすい人では、身体のバランスが崩れやすいということもわかってきています。つまり、どんな人でも、強い不安刺激を受ければ身体の不安反応は起こるのですが、バランスが崩れやすく不安反応が起こりやすい人と、そうでない人がいるのです。

体質のすべてを変えられるわけではありませんが、よい影響を与えることはできます。ここでは、バランスが崩れにくい身体を作るにはどうしたらよいか、日常生活でできる工夫をご紹介していきます。

◎よく眠る

睡眠不足や過労の中でパニック発作を起こす人は多いものですが、過度の疲労は、心身のコンディションを不安定にするだけでなく、対処能力を低下させるので、不安に陥りやすくなります。よく眠って健康を感じられるような状態は、不安に陥りにくいですし、陥ったときの回復力もそれだけ高くなります。

不安があるときは、寝ないで悩むよりも、そんなときだからこそ眠って基礎体力をつけることを考えましょう。

◎タバコやカフェインに注意する

タバコ、緑茶や紅茶、コーヒーは、いずれも「闘争か逃避か」反応を促進する刺激物質です。カフェインがパニック発作の引き金になっている人もいます。不安が強い人は、できるだけ摂取しないようにすることをお勧めします。不安を紛らわせようとしてタバコを吸う人もいますが、これは全く逆効果です。

◎飲み過ぎない

アルコールは一時的に不安を解消しますが、結果的には逆効果です。飲んだ直後には確かに鎮静作用を示しますが、数時間たつとむしろ刺激作用の方が強くなり、不安を起こしやすくなります。

また、アルコールという対処法の問題は、それ

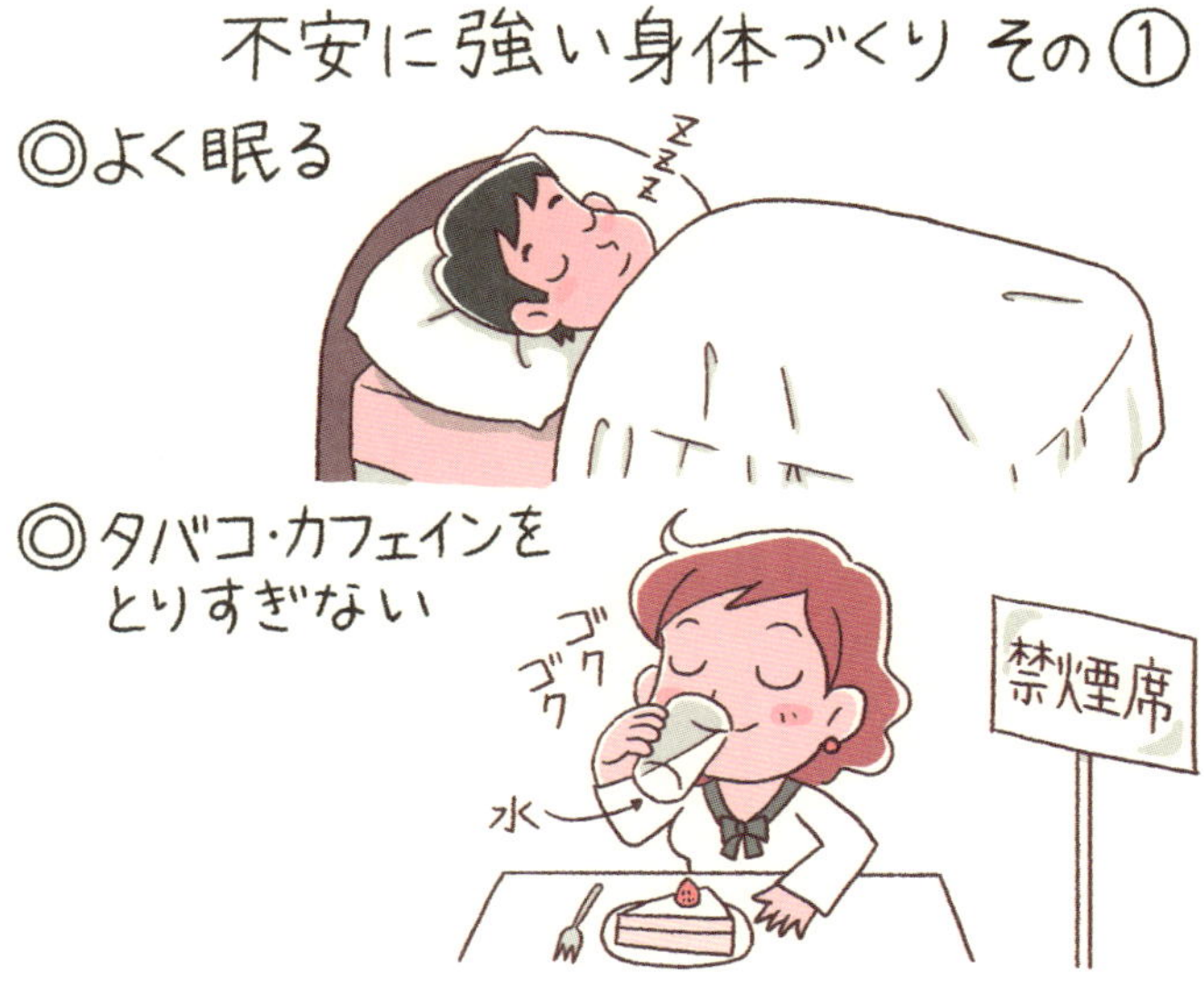

不安に強い身体づくり その①
◎よく眠る
ZZZ
◎タバコ・カフェインをとりすぎない
ゴク ゴク
水
禁煙席

が本質的に「回避」であるところにあります。不安に向き合って対処することを学べないのです。ですから、不安に対処する上で最も重要なコントロール感覚をいつまでも身につけられなくなります。

アルコールさえあればコントロール感覚を持てる、と思うのであれば、それはすでにアルコール依存になっているかもしれません。アルコール依存になると、さらに不安の種が増えるのはよく知られていますし、結局はアルコールにコントロールされる人生になってしまいます。

◎定期的に運動する

運動はいろいろな形で不安を解消します。運動することで心身のバランスもとれますし、運動によって睡眠の質が向上することもプラスです。また、「闘争か逃避か」反応に襲われて苦しくなってしまったときには、とりあえず身体を動かすことによって抜け出すこともできます。

ヨガやストレッチなどでもリラックス効果がありますし、定期的に有酸素運動をすると、不安だけでなくうつの解消にもつながります。もちろん、ウォーキングなどで十分です。激しい運動で息が大きく切れてしまうとむしろパニック発作が誘発される人もいますので、まずは息が切れない程度、うっすらと汗ばむ程度の運動がよいでしょう。

◎食べ物に気をつける

低血糖もパニックの引き金になります。ダイエット中の低血糖からパニック発作を起こす人もいますので、パニック発作を起こしやすい人は基本的にダイエットを避けるべきですし、健康上の理由で体重を減らす必要がある場合には、医師の指導のもとで行った方がよいでしょう。ダイエットの空腹を紛らわすためにコーヒーばかり飲んでいる人やタバコばかり吸っている人がいますが、

不安に強い身体づくり その②

◎飲み過ぎない

◎定期的な運動

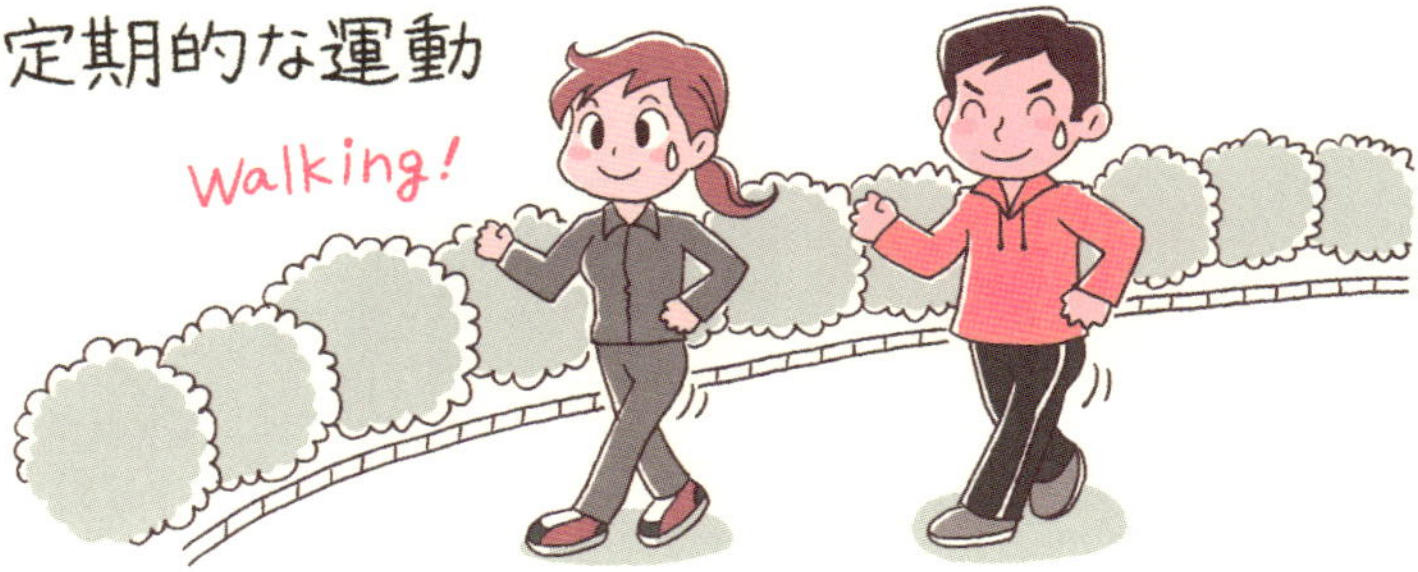

Walking!

◎食べ物に気をつける

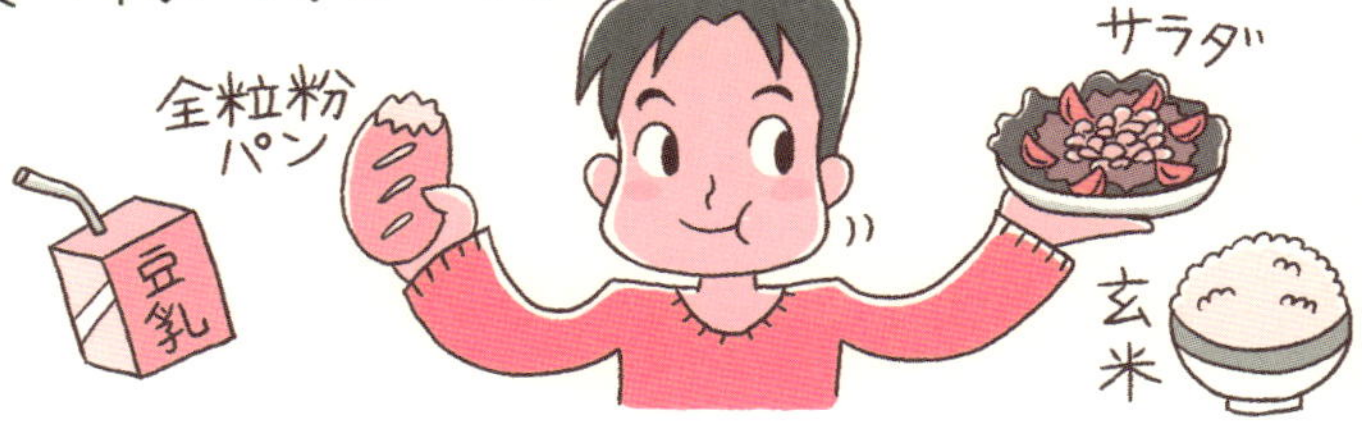

全粒粉パン
サラダ
豆乳
玄米

◎生理前後は無理しない

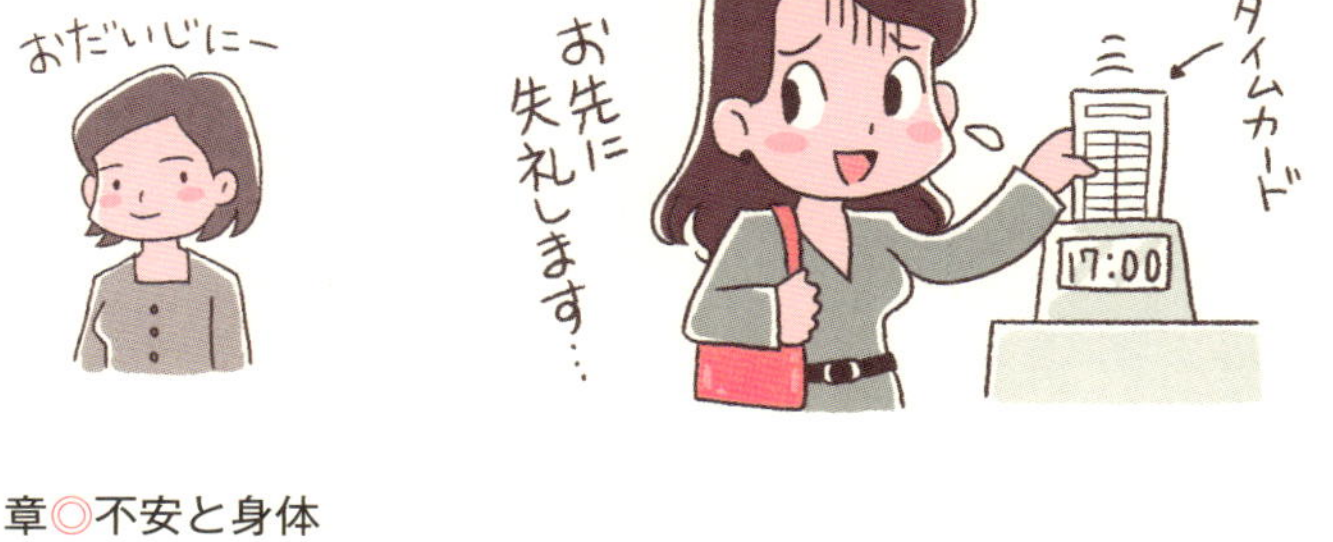

おだいじにー
お先に失礼します…
タイムカード
17:00

これでは「パニック発作を起こしたい」と言っているようなものです。

また、低血糖は、ダイエットのときだけに起こるわけではありません。食後に血糖が急激に上がるようなもの（ジャンクフードや甘すぎるもの）を食べると、血糖を下げるホルモンであるインシュリンが大量に分泌されるようになり、結果として低血糖をきたすことがあります。甘いものを食べて低血糖になるというのはにわかには理解しがたいかもしれませんが、このあたりも身体のバランス機能によるものです。

お勧めは、「低GI（グリセミック・インデックス）食品」と言われる食品ですが、玄米、全粒粉パン、豆類など、食物繊維などが豊富で、ゆっくり消化されるようなものです。

◎月経前後は無理をしない

女性の場合、月経前や月経中にパニック発作のような症状が出やすい人もいます。そのような特徴に気づいたら、その時期にはできるだけ無理をせずゆったり過ごせるようにしましょう。あまりにも月経前の体調が悪いようでしたら、月経前不快気分障害である可能性もありますので、専門家に相談してみましょう。

◎以上のことを完璧にやろうとしない

ここでご紹介してきたことは、大きな方向性です。「睡眠不足よりは、よく眠った方がよいですよ」「できるだけ睡眠を大切にしましょう」という程度のことであり、「絶対に毎日熟睡してください」というような話ではありません。

パニック障害の人は、すでに不安のレベルが高くなっていますので、こうした身体についての注意事項を聞くことが、かえって不安を刺激してしまうこともあるのです。例えば64ページでご紹介したAさんも、医師から「風邪とストレスを避けるように」と言われたことで決定的にバランスを崩してしまいました。「風邪をひいたらどうしよう」「ストレスを感じてしまったらどうしよう」という不安に振り回されてしまったのです。

ですから、ここに書いたようなことも、できるだけ守っていきたい大きな方向性としてだけとらえていただき、できなかったときに自分を責めたり不安にとらわれたりしないでいただきたいと思うのです。運動する習慣をつけていても、どうしても運動できない日もあります。そんなときに、「運動しなかった。どうしよう」と不安を強めると、本当にパニック発作が起こってくるかもしれません。「まあ、こんな日もある」と、受け入れる姿勢でいた方が、結果としてパニック発作が起こるリスクは減るでしょう。

◎パニック発作へのコントロール感覚を身につける

もちろん、ここに書いたようなことを守らなかった結果として、パニック発作が実際に起こることもあります。そんなときは、守れなかった自分を責めるのではなく、このリストを、パニック発作が実際に起こったときの原因究明の指針として活用していただきたいと思います。パニック発作に対処していく上での最大のポイントは、それが「突然に」起こるわけではない、という理解です。パニック発作が起こったときに、以上の項目をチェックし、「ここのところ睡眠不足だったな」「そうだ、コーヒーだ」「考えてみたら生理前だった」というように、やはり「突然に」起こったわけではなく正当な理由があって起こったのだ、ということを確認していただきたいのです。

ここに書いたことばかりでなく、精神的ストレスにも目を向ける必要がありますし、先ほどご紹介したBさんのように、「ここでパニック発作が起こったらどうしよう」という思考がきっかけになる場合もあります。いずれにしても、パニック発作が「突然に」起こったわけではない、という認識は、コントロール感覚を養い、パニック障害からの脱出につながります。

第4章

不安と対人関係

対人関係に対する不安

◎対人関係に対するコントロール感覚

私たちが日常的に不安を抱くことが多いテーマの一つが対人関係です。「人からどう思われるだろうか?」「嫌われてしまったらどうしよう?」というような不安は、多くの人におなじみのものでしょう。

同時に、不安を解消する上で大きな力となるのも対人関係です。

私たちの心の健康が身近な対人関係によってどれほど大きな影響を受けるか、ということはよく知られています。また、私たちの心の状態は、身近な対人関係に大きな影響を与えます。不安でいっぱいだと、周りの人に不安をぶつけがちになったり、引きこもるようになったりしてしまいますので、周りの人との関係の質も変わってくるのです。

自分が周りの人とうまくいっているという感覚と、自分が周りの人に受け入れられているという感覚が持てると、心の健康度は大幅に高まります。そのときに感じる「自分に何かがあっても、人との関係の中で何とかなるだろう」という感覚が、対人関係に対するコントロール感覚ということになります。このコントロール感覚が持てると、これから起こる具体的な出来事は未知のものであっても、それほどひどい不安は感じなくなるのです。それは、相手との関係性や、自分の対人関係能力が「未知」ではないからです。

◎対人関係療法

不安障害に対して効果を示す精神療法の一つが対人関係療法ですが、対人関係療法は、身近な対人関係と症状との関連に注目していく治療法です。そこで目指していくことは、対人関係に対するコントロール感覚を高めて、症状を改善していくことです。

身近な対人関係と症状との関連に注目する際には、二つの方向を視野に入れます。どんな対人関係（あるいはそのパターン）が不安につながっているのか、という方向と、不安になることで対人関係にどのような変化が起こっているか、という方向です。そして、実際の治療を進めていく際には、対人関係の力を活用していきます。

詳細については『自分でできる対人関係療法』（参考文献［8］）などをご参照いただきたいですが、そこで行われる代表的な作業として、「役割期待の調整」がありますので、ざっとご紹介しておきましょう。これはそのまま対人関係に対するコントロール感覚につながるものです。

◎「役割期待のずれ」というものの見方

私たちはあらゆる人に対して、何らかの役割を期待しているものです。よく知らない人にすら、「よく知らない人」の役割を期待しています。そして、相手がその期待に反することをすると、ストレスを感じるのです。よく知らない人に馴れ馴れしくされると不愉快ですが、それは相手が「よく知らない人」とは別の役割を果たしたからです。

このように、あらゆる対人ストレスを、「役割期待のずれ」と見ることができます。「ずれ」は、自分が相手に期待したことをやってもらえないときだけでなく、相手が自分に期待していることが、自分がやりたくないことだったりできないことだったりする場合にも生じます。

対人ストレスを「役割期待のずれ」として見ると、解決も可能になりますし、何よりもコントロール感覚を持つことができます。

例えば、「こんなに不安なのにわかってくれない」と思うと、不満も不安も募ります。さらに悪いことに、改善の余地があまりないという絶望感も生まれます。

でも、自分は相手にどのような役割を期待しているのだろうか、と考えてみると、見え方が変わってきます。自分の不安に気づいてほしいというところも期待しているのか。そうであれば、ちゃんと「不安」を言葉にして伝えないと、気づかないかもしれません。「わかってくれない」のではなく、単に気づいていないのかもしれません。

また、「わかってくれた」ことをどう示してほしいのか、というところも考えなければなりません。そうするとだんだん期待が整理されてきて、「不安だということを口で伝えたときには、『わかるよ』と言ってほしい」というところに落ち着いてくるかもしれません。ここまで整理して頼めば、普通はやってくれるでしょう。

それができないと言うのであれば、なぜできないのかも聞いてみます。例えば、「わかるよ」と言うのは、照れ屋のキャラクターには合わないのかもしれません。そうであれば、どういう反応ならできるのかを聞いてみます。ただおとなしく聞くことが、その人にとって最大限の「わかるよ」なのかもしれません。

あるいは、忙しいのでいつもいつも不安を聞いてあげられない、ということもあります。そうであれば、不安にゆっくり耳を傾けられるのがいつなのか、本当の緊急事態のときはどうすればよいのか、ということを話し合っていけばよいでしょう。

このように、「役割期待のずれ」として見れば、役割期待を調整していくためのさまざまな方法が見えてきます。単に「こんなに不安なのにわかってくれない」と思っている状態とは、だいぶ様子が違ってくるでしょう。そして、相手との関係をコントロールできている感覚も高まると思います。

◎コミュニケーションに注目する

「役割期待のずれ」に取り組んでいく際に注目する必要があるのが、コミュニケーションです。先ほど挙げた例でも、「伝える」「聞いてみる」というやりとりがいくつも出てきましたが、役割期待は、それを伝え合うコミュニケーションが貧弱だとずれてしまいます。

不安が強い人は特に要注意なのですが、不安のあまり、曖昧なコミュニケーションをしてしまうと、それだけずれる可能性が高くなります。自分の気持ちと、相手にやってもらいたいことを、直接、純粋に伝えるコミュニケーションが最も効果的です。詳細は99ページでご説明します。

◎「役割の変化」という視点

46ページでご紹介したように、不安障害の発症のきっかけには「それまでのやり方から切り離されて、自分のやり方を見失う」というテーマが共通していますが、これは、対人関係療法で「役割の変化」として治療の焦点とされるものです。変化に伴う感情や、身近な対人関係の変化に注目して治療を進めていきます。

不安と身近な人間関係の関連の強さや、「役割の変化」が不安障害に共通するテーマであることを考えると、不安障害には対人関係療法がとても合っていると言えます。

実際の治療データを見ても、対人関係療法は、強迫性障害を除く不安障害に対して効果を発揮しています（強迫性障害に対しては、認知行動療法の方が適しています）。対人関係療法が特に向いているのは、社交不安障害とＰＴＳＤです。社交不安障害については次項で述べ、ＰＴＳＤについては１３８ページで述べます。

社交不安障害

◎教師の一言で社交不安障害を発症した男性

二十代の男性Cさんは、高校時代に教師から「お前のしゃべり方はおかしい」と言われたことをきっかけに、自分の話し方を強く意識するようになりました。授業中に手を挙げることはなくなりましたし、友達と他愛のない話をするときにも、自分の話し方がおかしいと思われるのではないかと思い、無口にうなずくだけになりました。

実際にはCさんの話し方には何の問題もなく、「お前のしゃべり方はおかしい」と言った教師は、自分の間違いを指摘したCさんに意趣返しをしただけのようでした。友達はそれを見ていましたし、Cさんに「本当にあの教師は性格がねじれているよな」と言ってくれましたが、Cさんは、それはそれとしても自分の話し方はおかしいのだろうと思っていました。

大学に進学してからも、口を開けば話し方がおかしいと思われるのではないかと思うと、無口なままでした。よほどの必要があるときだけは話しましたが、そんなときには動悸がひどく、手に汗を握り、本当に苦しみながら話しました。苦しそうに話すので、相手が怪訝な顔をすることもありました。するとCさんは「やっぱり自分の話し方はおかしいのだ」と思いました。

就職活動が始まりましたが、Cさんは面接で自分の話し方がおかしいと思われるのではないかと思うと、ついに面接に行けませんでした。そして、就職できないまま、倉庫で荷物を仕分けするアルバイトを黙々と続けて暮らしていました。Cさんが通っていた大学の卒業生は皆もっと条件のよい仕事についていましたが、Cさんは倉庫のアルバイト以外の仕事をしようという気持ちになれませんでした。

Cさんの学歴と、まじめな勤務態度が買われて、社員として倉庫会社の事務職につくことを打診されましたが、事務職になれば、電話での会話や他の社員とのやりとりが生じます。Cさんにとって、それは自分の話し方がおかしいことを知られるリスクを伴うことで、とても受けられたものではありませんでした。

人のよい管理職がCさんを熱心に説得し始めると、Cさんはそのやりとりの中での自分の話し方が気になるようになり、結局は倉庫のアルバイトにも行かれなくなってしまいました。

◎症状チェックリスト

まず、次の項目の中に該当するものがあるかどうかを見てみてください。

○人前で自分が何かを言ったり行ったりすることによって恥ずかしい思いをするのではないかという強い恐怖がある。
○失敗することや、人から見られること、評価を下されることがいつもとても怖い。
○恥ずかしい思いをするのではないかという恐怖のために、やりたいこともできないし、人と話をすることもできない。
○人と会わなければならないときは、その前に何日間も何週間も悩む。
○知らない人と一緒にいるときに、あるいはその前に、顔が赤くなったり、たくさん汗をかいたり、震えたり、吐きそうになったりする。
○学校行事や人前で話すような状況など、人と関わる場を避けることが多い。
○以上の恐怖を追い払うために飲酒することが多

い。

どんな人でも、程度の強弱や時間の長短を問わなければ、これらの項目の一つくらいは該当したことがあるのではないでしょうか。特に人生における何らかの重要な局面では、「失敗するのではないか」「恥をかくのではないか」という怖れが頭を支配するようなときもあると思います。また、仕事上であれプライベートであれ、重要人物と会えることになったら、その前に何日間も何週間も、「よい印象を与えられるだろうか」と悩んだりするでしょう。

実は、このリストは、米国国立保健研究所（NIH）が出している冊子に書かれているもので、社交不安障害（社交恐怖）を見つけるためのチェックリストです。該当する項目があったら社交不安障害かもしれない、というものです。

多くの人が、これらの項目のどれかには心当たりがあるけれども、社交不安障害になっているわけではない、ということは、そこでの不安のテーマは普遍的なものだけれども、やはり程度の問題だということがわかると思います。

◎社交不安障害という病気

社交不安障害は、二〇〇三年までは「社会不安障害」と訳されていたもので、今でもその言葉が広く使われています。どちらも元の英語は同じで、全く同じことを意味します。ただ、「社会不安」という言葉が社会学的なニュアンスを持っているような誤解を受けるので、より人と人との関わりに注目した「社交」という言葉になりました。全く同じ病気が、「社会恐怖」「社交恐怖」とも呼ばれることがあります。いずれも単に呼び方の違いだけで、内容に違いはありません。

社交不安障害の本質は、人からネガティブな評価を受けることへの不安だと言えます。

私たちの多くが、人からの評価を気にして生きています。人からポジティブに評価されれば嬉しいし、ネガティブに評価されれば傷ついたり落ち込んだりします。そして、できるだけネガティブな評価を受けないように気にしながら暮らしています。それ自体は全くおかしなことではありません。

しかし、社交不安障害になると、「いくらなんでもここまで気にしていたら生活が成り立たない」というレベルになるのです。「人からネガティブな評価を受けたくない」ということが人生の唯一のテーマになってしまい、何にも増して優先されるようになってしまいます。Cさんの場合も、就職面接を逃し、事務職への引き上げのチャンスも逃しています。さらには、自分に対して親身になってくれている管理職との関係まで放棄していきます。まさに、気にしすぎて生活が成り立たないレベルになっているのです。

社交不安障害のもう一つの特徴は、そんな自分をネガティブな目で見ているというところにあります（子どもの場合を除く）。自分は「気にしすぎ」だと思っているのです。そう思っているからこそ、ますます自分がだめに思えて、人の評価が気になる、ということになります。

これらの特徴、つまり、人からの評価を気にしすぎて生活が支配されてしまっていること、そして、そんな自分は気にしすぎだと思っていることが、社交不安障害の中核です。

社交不安障害を維持する悪循環

◎身体反応による悪循環

社交不安障害では、不安に直面する状況で、不安反応が起こります。60ページで述べたような「闘争か逃避か」反応が起こるのです。すると、胸がドキドキしたり、声がうわずったり、手が震えたりします。これらは、もともと「恥ずかしい思いをするのではないだろうか」という不安を抱えている人にとっては、不安を強めることにほかなりません。声がうわずったり、手が震えたりすることは「恥ずかしい」ことだからです。

これが、社交不安障害を維持する一つの悪循環になります。「恥ずかしい思いをするのではないだろうか」と思っている人は、実際に人と接する時の自分の不安反応を見て「やっぱり」とその思いを強めるのです。そして、不安反応は確かに起こるわけですから、「気にしないように」と言われても何の効果もないのです。

◎「自分」に注目することによる悪循環

人前で話すときには多くの人が緊張しますが、場数を踏んでいくとだんだん慣れてきます。毎回不安を維持するというのは、案外エネルギーを使うものなので、人間は基本的には慣れる体質になっています。また、「まあ、前回までも何とかなったわけだし」という実績に加えて、「意外と人は他人のことを気にしていないものだな」「相手が気にしているのは話の中身であって、自分の話し方ではないんだな」などということも目に入ってきます。これらのバランスの中、初回ほどの不安は感じなくなってくるのです。

ところが、社交不安障害の人の場合は、そうはいきません。常に、人前で話すときの「自分」に目が向いていますので、観察するのは常に「自分」です。もちろん相手の反応もよく見ていますが、常に、「自分の話し方をどう思っているか」というポイントに絞られてしまうので、相手の事情などは視野の外になってしまいます。「自分の話し方をどう思っているか」というポイントからのみ相手の言動を見ると、例えば、相手がちょっとでも笑うと「やっぱり自分の話し方がおかしいんだ」と思ってしまいます。結果として、実際の相手には目が向かないことになってしまいます。

◎「センサー」を修理して悪循環から脱する

これらの悪循環から脱していくことが社交不安障害の治療ということになりますが、63ページで述べたように、「修理」が必要なのは、身体反応

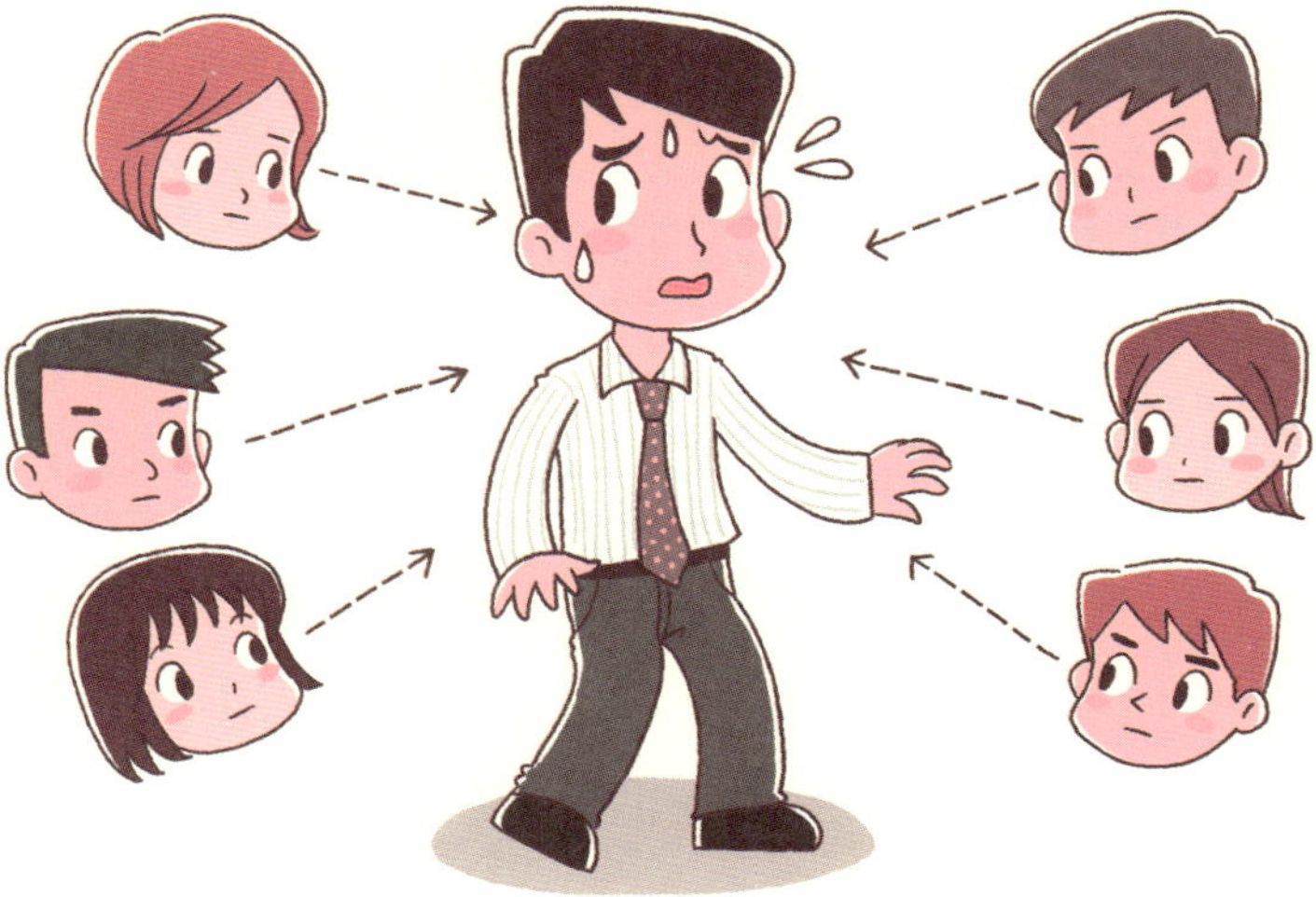

そのものではなく、状況を「脅威」と感じるセンサーの部分です。「脅威」に対して「闘争か逃避か」反応が起こるということそのものは健康なことであり、治すこともできないし、治す必要もありません。

社交不安のセンサーを修理するためには、現実の人と触れあう必要があります。社交不安障害は、人とのやりとりにおける不安障害のように見えますが、実際にはそこに現実の「やりとり」はほとんどありません。社交不安障害の人は「他人」を気にしていますが、そこで見ているのは「自分の話し方をどう思っているか」という部分だけであり、いろいろな事情を抱え、いろいろな気持ちを持って生きている相手そのものではありません。

実際に相手とやりとりをして、受け入れられる体験をしたり、相手にもいろいろな事情があることを知ったりすることによって、だんだんと「脅威」のセンサーが修正されてきます。

ここに至るためには、もう一つの悪循環である身体反応にも注意することが必要です。どのように注意するのかというと、「必要以上に力を与えない」ということです。身体反応は、確かに不愉快なものではあるけれども、単なる「闘争か逃避か」反応であり、センサーが間違って働いたのでサイレンが鳴ってしまっただけなのだ、という視点に立ち返るように心がけるのです。

身体反応は、それ自体が悪循環に陥るわけではなく、身体反応に「自分の評価を決めるもの」という意味づけをするために、「こんな身体反応が出ている自分はだめな人間だと思われる」という悪循環に陥っていくのです。身体反応にそのような重要な意味づけをして、力を与えてしまうと、本来の課題である、現実のやりとりを通してセンサーを調整するということができなくなってしまいます。

サイレンが鳴っているからと言って、センサーの調整をしなければ、いつまでも修理はできません。修理の過程では、サイレンは鳴り続けているでしょう。それを、「サイレンが鳴っているから危険だ。修理などしている場合ではない」と思うのではなく、「まだセンサーを直していないのだからサイレンが鳴って当たり前だ」と思えば、落ち着いて修理の作業をしていけるでしょう。

また、身体反応は、ある程度条件付けの中での「慣れ」という要素があるものですから、センサーが直ったらすぐにサイレンが鳴らなくなるわけではありません。センサーが直ったということが身にしみるまでは、しばらくの間、サイレンは鳴り続けます。そんなとき、一回でもサイレンが鳴ったという事実をとらえて「脅威」と感じると、センサーがまた狂ってしまいます。しばらくは「まだまだだな」と落ち着いた目で身体反応を見守る気持ちが必要です。

◎自分の「対人関係の常識」を見直してみる

社交不安障害の人は、育ってくる過程で、身近なところに批判的な人や世間体を過剰に気にする人がいた、というケースが多いものです。そういう中では、自分という存在を無条件に肯定される機会も少なく、自分の外面を評価される以外の深い人間関係を経験する機会もなかなか得られないものです。社交不安障害の人の中には、人と人との交流というのは評価をし合うことにすぎない、と心から信じている人もいますが、それは、それ以外の人間関係を知らないからです。

社交不安障害になったということは、そんな「対人関係の常識」を見直すチャンスです。自分が「普通の対人関係」だと思っているものは、一般の対人関係よりも一面的で、厳しすぎるものかもしれません。

確かに私たちは人からどう見られるかというこ

とを気にしながら生きていますが、それが全てではないということも同時にわかっています。自分がどうなろうと受け入れてくれることがわかっている肉親がいたり、自分を責めてしまい追い詰められたときに「友達なんだから気にするなよ」という友人の一言に救われたりするものです。

このような体験をしていくためには、まず、自分自身をさらけ出さなければならないのですが、社交不安障害になると、自分自身をさらけ出すことができなくなるため、ますます「本当の人間関係」を学ぶ機会が減ってしまいます。

治療の中で、実際に人とのやりとりをしていくと、外面の評価以外の人間関係の要素を体感していくことができます。社交不安障害の治療とは、自分の「対人関係の常識」を見直していくプロセスだ、と位置づけておくと、新たなチャレンジをしやすくなります。詳しくは『対人関係療法でなおす社交不安障害』（参考文献［9］）をご覧ください。

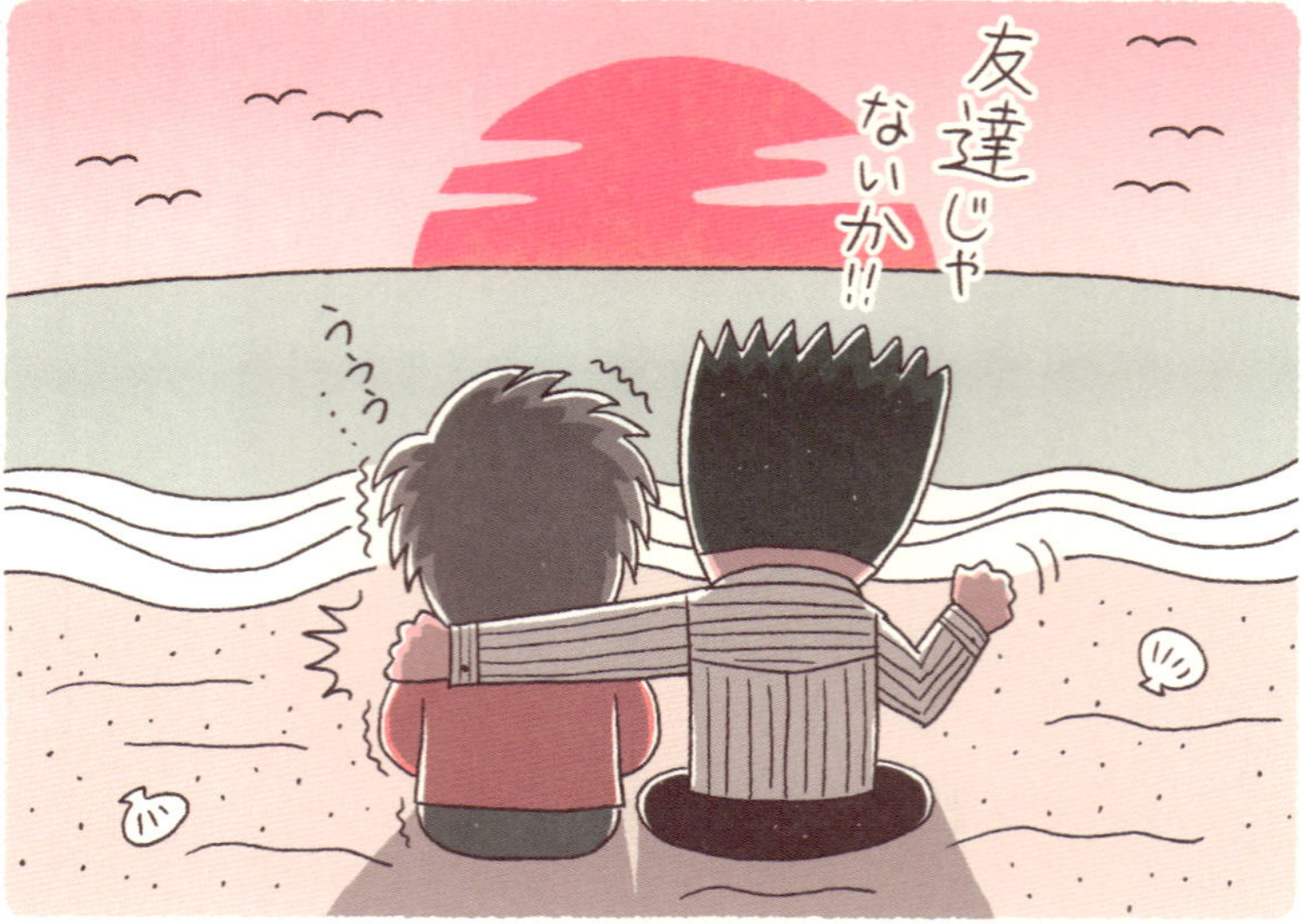

不安をコントロールするコミュニケーション

◎自分のコミュニケーションのクセを知る

87ページで「役割期待のずれ」という考え方をご紹介しましたが、ここでは、相手との役割期待を調整して対人関係にコントロール感覚を持てるようになるためのコミュニケーションのコツを見ていきます。コミュニケーション上手になるだけでも、不安は大きく軽減します。

まずは、自分のコミュニケーションのクセを知るために、「コミュニケーション分析」という技法を使ってみましょう。不安やストレスにつながったやりとりを振り返って、それぞれが何と言ったのかを、シナリオのように再現してみるのです。そのセリフを言ったとき、自分はどんなふうに思っていたか、何を伝えたかったのかも書いてみます。そして、その言い方で相手にそれが伝わっただろうか、と考えてみます。さらに、相手のセリフについては、なぜそう言ったと思うかも書いてみます。そして、今度は相手の立場に立って、他の解釈がないかを考えてみます。

不安が強い人の場合、コミュニケーションの量も少ないと思いますが、それでも書いてみるといろいろなことがわかります。

コミュニケーションを書いてみた例を図aに、それを考察したものを図bに示します。

**上手な
コミュニケーション**

図a　コミュニケーションを書いてみる

さっきの君のプレゼンテーションだけどね、ちょっとわかりにくかったね。

はあ、そうですね。申し訳ありません。

本当はどこがわかりにくかったのかわからないが、とにかく怒らせないように謝っておこう。

次からは改善してくれたまえ。

…

そう言われても、どこがわかりにくかったのか、わからない。
でも、そんなことは自分で気づくべきだと言われるだろう。

君はどうしていつもそんなに反抗的な態度をとるんだ？少しは反省しているのか？

ここで急に怒り出すなんて、私のことを嫌っているのだ

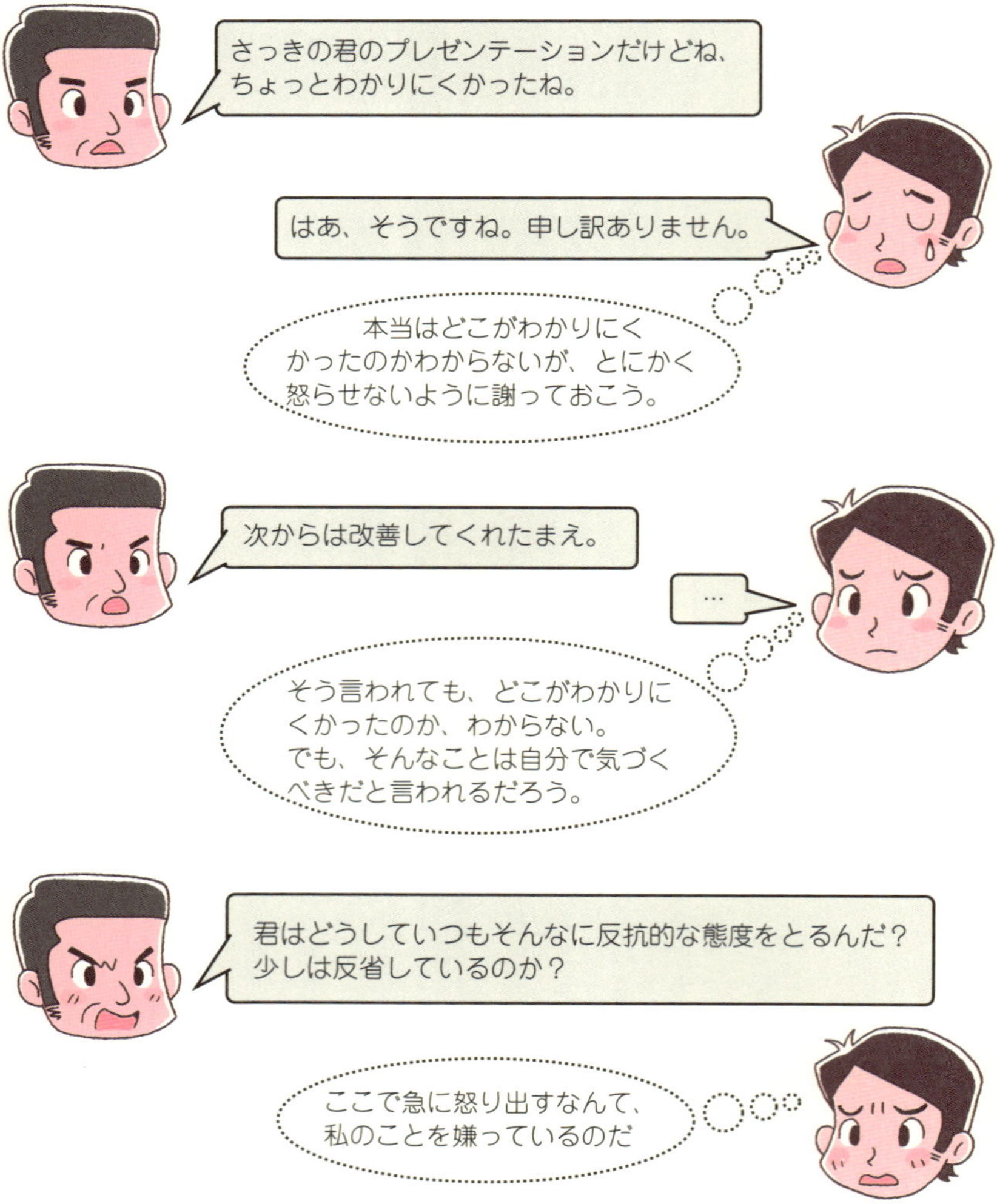

図b　いろいろと考察してみる

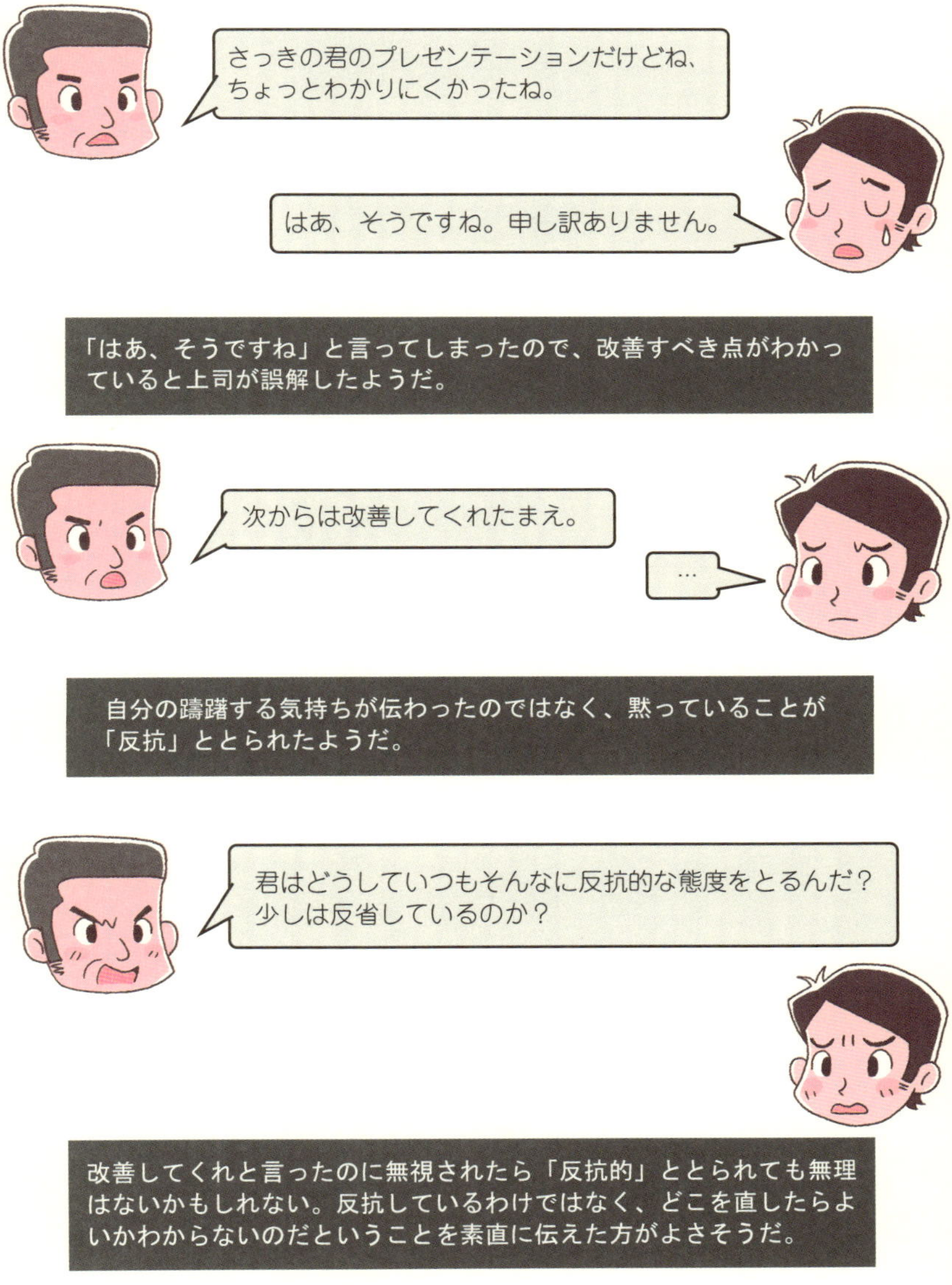
さっきの君のプレゼンテーションだけどね、ちょっとわかりにくかったね。

はあ、そうですね。申し訳ありません。

「はあ、そうですね」と言ってしまったので、改善すべき点がわかっていると上司が誤解したようだ。

次からは改善してくれたまえ。

…

自分の躊躇する気持ちが伝わったのではなく、黙っていることが「反抗」ととられたようだ。

君はどうしていつもそんなに反抗的な態度をとるんだ？少しは反省しているのか？

改善してくれと言ったのに無視されたら「反抗的」ととられても無理はないかもしれない。反抗しているわけではなく、どこを直したらよいかわからないのだということを素直に伝えた方がよさそうだ。

◎「ずれ」を広げるコミュニケーション

この作業をしてみると、おそらく次のようなクセに気づくと思います。

(1) コミュニケーションが曖昧である、あるいは間接的な表現になっている。
(2) 相手はわかっているはずだと思い込んでいて、確認していない。
(3) 相手の言いたいことを確認しないで理解した気になっている。
(4) 黙ってしまう。

これらのいずれも、「ずれ」を広げるコミュニケーションです。

例に示したコミュニケーションでも、上司が「わかりにくい」と言ったときに、本当はどの部分がわかりにくかったのかがわからないのですから、それを尋ねるべきでしたが、躊躇してしまい、黙っていたために、結果として上司が怒り出してしまいました。上司を怒らせようなどと思っていなかったわけですから、典型的な「ずれ」の例です。

不安が強い人は、直接的な表現をして拒絶されたり批判されたりするのが怖いので、だいたいが曖昧あるいは間接的な表現を好みます。また、緊張して、自分にばかり意識が行っているとき、私たちは案外周りの人たちに気を配っていないものです。十分に伝えて理解してもらうということにあまりエネルギーを向けていないことが多いのです。

なお、あいまいで間接的なコミュニケーションのすべてが、控えめなものだとは限りません。中には、怒りという形でそれを表現する人もいます。不安のあまり攻撃的なコミュニケーションになってしまうのです。攻撃的なコミュニケーションこそ、「ずれ」を広げる代表格です。ずれないコミュニケーションのためには、特に意識して、自分の不安を相手に転嫁しないように努める必要があります。

不安が強いと、相手の真意を確認することも怖く感じるようになりますから、相手からの曖昧なメッセージも自分の思い込みで解釈するようになってしまいます。

そして、不安のあまり、コミュニケーションを続けることもできなくなってしまい、黙るという形をとることもあります。

このように、不安のときにはコミュニケーションが全般に抑制的になり、「ずれ」が広がりやすくなりますので、特に注意する必要があるのです。

◎「ずれ」を作らないコミュニケーション

「役割期待の調整」という考え方を頭に置いていただければ、どんなコミュニケーションが生産的かがわかると思います。役割期待の調整をしたい根拠である自分の気持ち（例：不安であることをわかってもらえないと思うと、ますます不安になる）を話し、期待する役割を直接的に話せばよいのです。

そうは言っても、不安が強い人は特に、直接的な表現をするのが怖いと思いますので、安全なコミュニケーションのコツをご紹介しましょう。それは、「私」を主語にして、気持ちを中心に話す、ということです。「私は、不安であることをわかってもらえないと思うと、ますます不安になるの」と言えば、相手を怒らせる心配はまずないでしょう。これはすべてが、自分側の話であることが明確になっているからです。

ところが、同じことでも、「あなたは本当に人の不安に鈍感なのね」と言ってしまうと、相手は怒り出すかもしれません。少なくとも、役割期待の調整のために前向きに協力してくれることにはならないでしょう。

図c　ずれを作らないコミュニケーションの例

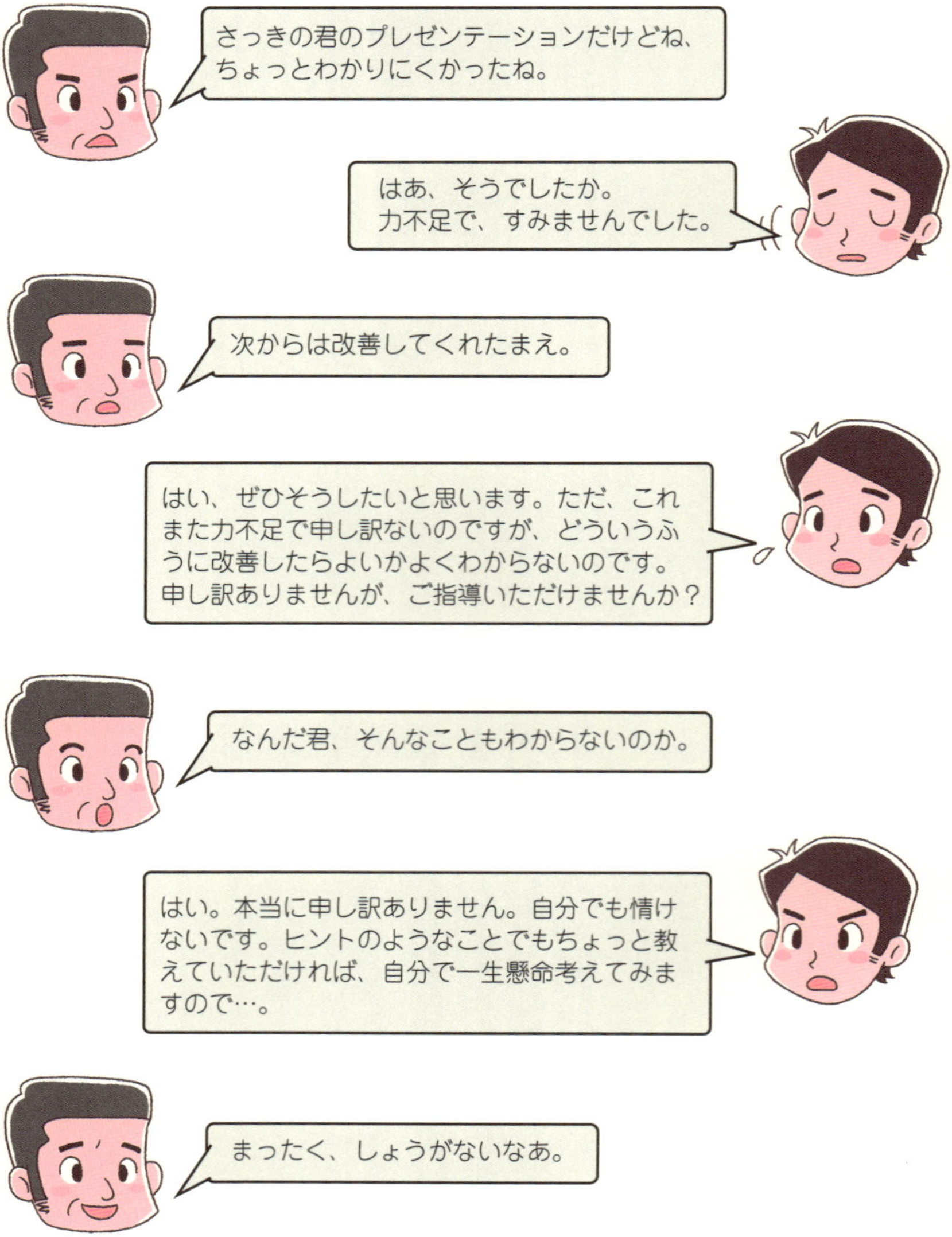
さっきの君のプレゼンテーションだけどね、ちょっとわかりにくかったね。

はあ、そうでしたか。力不足で、すみませんでした。

次からは改善してくれたまえ。

はい、ぜひそうしたいと思います。ただ、これまた力不足で申し訳ないのですが、どういうふうに改善したらよいかよくわからないのです。申し訳ありませんが、ご指導いただけませんか？

なんだ君、そんなこともわからないのか。

はい。本当に申し訳ありません。自分でも情けないです。ヒントのようなことでもちょっと教えていただければ、自分で一生懸命考えてみますので…。

まったく、しょうがないなあ。

このように、自分の気持ちを話さずに、「あなたは…」という話し方をしてしまう人は案外多いものです。こういう話し方は、相手のことを決めつけていることになります。相手には相手の事情があって、どういう理由で結果としての行動に至っているのかは本人にしかわからないからです。そこを決めつけるようなことを言われれば、誰でも反発を感じます。そして、お返しに、こちらについても決めつけるような物言いをしてくることにもなるのです。これが「喧嘩」ということになります。

そもそも、「役割期待の調整」という目的を考えれば、「あなたは本当に人の不安に鈍感なのね」と言うことには何の意味もありません。どういう役割を期待しているのか、全く伝わらないからです。

ずれを作らないコミュニケーションの例を図cに示します。

相手の事情を考える

「役割期待」という観点は、不安そのもののコントロールにも役立ちます。相手には相手の事情があるということを考慮できるからです。

不安が強いときには、私たちは一般に、自分のことしか目に入らなくなります。そして、何でも自分に関連づけるようになります。例えば社交不安障害のときには、「相手がネガティブな反応をした」イコール「私がだめな人間だからだ」ということになります。このような認識はもちろん、大変なストレスと対人不安を作り出します。

実際には、相手が自分に対して本当にネガティブな反応を示したとしても、それは必ずしも自分側の事情によるものではないはずです。人間には、それぞれの事情の中で、できることとできないことがあります。生育環境や性格上の背景から、他人に対して批判的な態度しかとれない人もいます。また、その日の機嫌次第では、感じよく振る舞えないという人もいるでしょう。それぞれの事情の中でできないこともあるということを認めてあげるのは大切なことです。

ところが、「相手がネガティブな反応をしたのは、私がだめな人間だからだ」と思い込んでしまうと、まるで相手はどんな機嫌の日にも完璧に愛想よくしていなければならないと要求しているかのようなものです。これでは重すぎる負担ですね。

不安障害になると、自分以外の人は皆完璧であるかのような気になることもありますが、実際には完璧な人などいないという当たり前のことを思い出す必要があります。

第5章

不安と認知

不安の時に頭の中で起こっていること

◎私たちはありのままを見ていることはない

ここまでにも何度も「不安と思考の悪循環」についてお話ししてきましたが、本章ではさらにその点を詳しく見ていきましょう。

私たちは、ものごとをありのままに見ていることはまずなく、必ず、自分なりのとらえ方で見ています。その、「自分なりのとらえ方」を認知と呼びます。

認知は思考ですので、今まで「不安と思考の悪循環」と呼んできたものは、そのまま「不安と認知の悪循環」と呼んでかまいません。例えば、パニック発作を悪循環に陥れるのは「今度こそ死ぬのではないか」という思考ですが、それは、パニック発作を「死につながるもの」ととらえたということであり、まさに認知の話です。パニック発作をありのままに受け止めれば、ただ苦しいというだけのことでしょう。

私たちの感情的な反応は、認知によって決まってきます。パニック発作を「死につながるもの」ととらえれば、当然、怖いという感情が起こってきます。

◎ネガティブな認知の代表例

感情そのものに働きかけることはできなくても、思考（認知）であれば見直したり修正したりすることが可能です。そこに注目したのが認知療法という治療法です。

ネガティブな感情を感じるということは、一般に、自分にとってネガティブなとらえ方をしているということです。
　ネガティブなとらえ方の代表選手には、以下のようなものがあります。

◎根拠のない決めつけ

「こんなにオドオドした人間は嫌われるに決まっている」というように決めつけます。実際には、人の評価はそんなに単純なものではありませんし、オドオドした人が嫌いな人もいれば、むしろ好ましく思う人もいます。そもそも、その様子を見て「オドオド」と感じない人もいるはずです。

◎白黒思考

「有能な社会人はいつでも堂々としているものだ」というふうに、極端な考え方をします。どれほど有能な社会人でも、状況やコンディションによっては、オドオドしてしまうときもあります。「そんなときもある」というような曖昧な考え方ができず、「有能な社会人はいつでも堂々としているものだ」と考えるので、オドオドしている自分が本当に無能だと思われるのです。

◎部分的焦点づけ

自分のオドオドした様子が見破られるのではないかと思っていると、相手のため息など、気になるところだけに目が行ってしまいます。全体には相手は好意的だったという場合でも、一つのため息ばかりが気になって「やっぱりだめだと思われた」という結論に達してしまいます。

◎過大評価、過小評価

自分のオドオドした様子が気になっているので、過去に「声が震えているね」と言われたことばかりを思い出し、ポジティブに評価されたときのことを忘れてしまいます。

◎べき思考

「人間は～すべきだ」「人間は～であるべきだ」と決めつける考え方です。「社会人たるもの、人前ではオドオドせずに常に堂々としているべきだ」「成熟した人間は、内心の不安を見せるべきではない」と考えることで、ますます自分が苦しくなります。また、相手も当然そう思っているに違いないと思い込みます。

◎極端な一般化

話し始めたときに言葉がつっかえてしまっただけで、「自分はオドオドしている」と結論づけます。

◎自己関連づけ

うまくいかないことをすべて自分のせいだと考えます。例えば、相手が不機嫌そうにしていると、自分が気分を害したのだと思います。本当は、相手は出がけに夫婦げんかをして機嫌が悪いだけかもしれません。

◎情緒的な理由づけ

「こんなに不安なのだから難しいことに違いない」というふうに、自分の感情を根拠にして物事を判断します。

◎自分で実現してしまう予言

オドオドしていると嫌われてしまう、と思い込んでいるため、自信がなく、人とも目を合わせようとせず、内向的でいるため、結果として相手と親しくなれず、「やっぱりオドオドしていたから嫌われてしまったんだ」と思います。

これらのネガティブな認知は、もともとはうつ病の人の観察からまとめられたものですが、不安障害の人にもそのまま当てはまることが多いと思います。

例えば、パニック発作が起こって「今度こそは最悪の事態になるに違いない」と思うとき、いつもとほんの少し違う体調の細部に「部分的な焦点づけ」をしていることが多いですし、「今までは大丈夫だった」という過去のデータを「過小評価」していることになります。

また、不安障害全般に、「情緒的な理由づけ」は特徴とも言えます。「こんなに不安なのだから難しいことに違いない」という思い込みは全ての不安障害に見られます。これが、不安を乗り越えるためのチャレンジを難しくしてしまうのです。

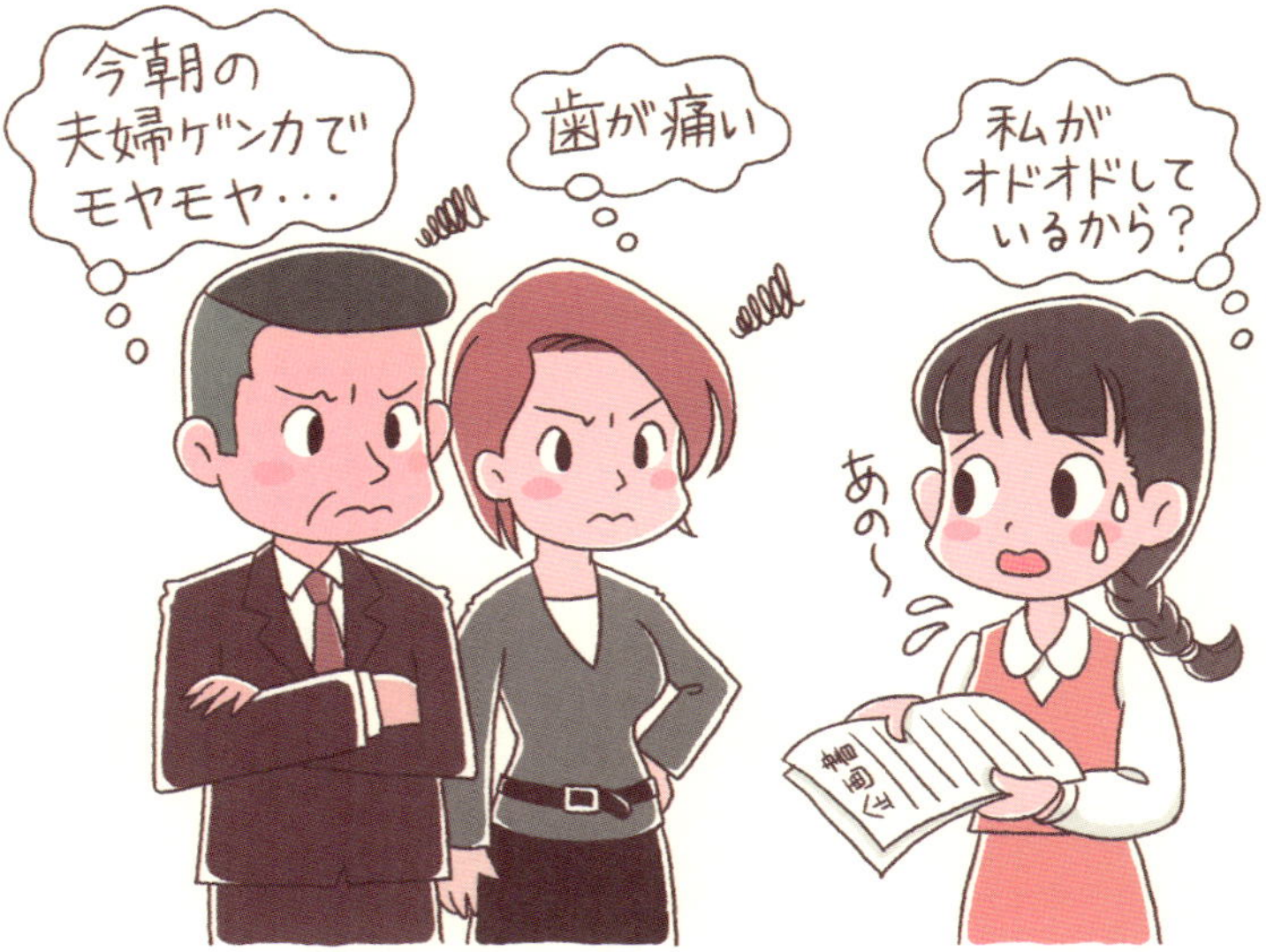

今朝の夫婦ゲンカでモヤモヤ…
歯が痛い
私がオドオドしているから？
あの〜

認知療法

◎「ポジティブな認知」が目標ではない

認知療法は、前項で述べたようなネガティブな認知を体系的に振り返って、より客観的に見ることができるようにし、結果としてネガティブな認知へのとらわれを軽くすることを目指す治療法です。

ときどき「ネガティブな認知をポジティブに変える治療法」というふうに誤解されているようですが、あくまでも、ネガティブな認知を客観的な目で見ることが目標です。なぜポジティブな認知に変えることを目指さないのかというと、「ポジティブな認知に変えなければ」という考え方も、「白黒思考」や「べき思考」の一つだからです。「ネガティブな認知はだめだ」「人間はポジティブに考えるべきだ」というふうに考えることそのものが、見直すべきネガティブな認知だということになります。目標はあくまでも、「他にもいろいろな見方があるのではないか」ということへの気づきに置きます。

◎コラム法

認知療法で行うことの原則はシンプルです。表に、七つのコラムの例を示しますが、基本的にはこういう作業をしていきます。まず、自分が苦しい気持ちになった状況を書きます。そして、そのときに感じた気分を、その強度も含めて書きます。一番強い気持ちを百パーセントとして、どのくらい強かったかを書くのです。

そのようにネガティブな気持ちになっていたと

表　七つのコラムの例

状況	話の初めに言葉がつっかえたら上司がため息をついた。
気分	①情けない（90%）　②不安（90%）　③絶望（90%）
自動思考	①上司はオドオドした自分にうんざりしている。 ②リストラされるかもしれない。 ③こんなにオドオドした人間はこれから社会でやっていけない。
根拠	①ハキハキしたＹ君が上司のお気に入りだ。 ②自分よりも有能な人たちがリストラされている。 ③どんな仕事でもハキハキしていることが有利だ。
反証	①このプロジェクトを任せ続けてくれている。 ②上司はまだリストラに関わったことがない。 ③ハキハキしていなくてもできる仕事はある。
適応的思考	①言葉がつっかえても、内容がきちんと伝わればよいかもしれない。 ②リストラする前に、まずは何か改善すべきことを指示してくれるだろう。 ③人前で話すことは苦手だが、せめて誠実に仕事をしていこう。
結果	①情けない（70%）　②不安（60%）　③絶望（40%）

いうことは、ネガティブな認知でその状況を受け止めたということです。自分がその状況をどのように解釈したのかを「自動思考」のところに書きます。

なぜ「自動思考」なのかというと、全く意識しないうちに頭に浮かんでいる考えだからです。物事のとらえ方の「くせ」のようなものですが、思考には違いありません。

その「自動思考」について、根拠を書きます。「どうしてそんなことが言える？」という質問に答えるつもりで考えればすぐに根拠は出てくるでしょう。

今度は「反証」を書きます。「自動思考」が間違っているという証拠を見つけるのです。他人が同じ自動思考に陥っていたら何と言ってあげるだろうか、と考えるとわかりやすいと思います。

「反証」まで考えてみると、「適応的思考」を考えられるようになると思います。「適応的思考」というのは、「自動思考」の代わりになる考え方で、事態に対するより楽な考え方のことです。ここでのポイントは、この「適応的思考」を無理して信じる必要はないということです。とにかく思いつけばよいのです。相変わらず「自動思考」の方が信憑性が高いと思っていても、全くかまいません。「適応的思考」については、「確かに、そんな考え方もある」というくらいに思えれば結構です。

「適応的思考」を思いついたところで、自分の気分がどうなっているかを見てみます。おそらく、まだまだネガティブな気分でしょう。でも、最初に比べて少しでも楽になっていれば、それでよいのです。

気分が全く変わっていないとしたら、もっと感情との結びつきの強い「自動思考」があるのかもしれません。自分の気持ちにより添いながら、どんな「自動思考」がネガティブな感情に最もつながっているのかを考えてみてください。

◎認知療法で目指すこと

この作業を、本書のテーマである「コントロール」と結びつけてみましょう。ここでやっていることは何かというと、自分の認知にコントロール感覚を持つということです。「自動思考」は、その名の通り、全く自分でコントロールしていないものです。その考えがパッと浮かんでしまうので、振り回されてネガティブな気持ちになるのです。

でも、コラム法を使って、その「自動思考」をいろいろな角度から見てみると、「自動思考」へのとらわれ感や、振り回され感が和らぎます。相変わらずその「自動思考」を信じているとしても、それは、もう一度検討した上で、自分の足で立ちながら「まあ、今のところはこう信じておこう」と選択しているようなものだからです。同時に他の考え方があることもわかっていて、それはそれなりに説得力があるということもわかっています。

この感じ方は、「〜としか考えられない！」という最初の感じ方とは明らかに違うことを実感していただけると思います。

自分の「自動思考」とある程度距離を置くことができるようになれば、「この考え方は辛すぎるから、ちょっとやめておこう」というような対応もやがてできるようになってきます。パッと出てくる「自動思考」がポジティブな人になるのを目指すのではなく、どんな「自動思考」が出てきたとしても、ある程度の距離を置き、認知と感情の関連を客観的に見られるような人になるのを目指すのです。

この、認知へのコントロール感覚が、認知療法で目指すべき本質です。

認知療法について、より詳しくは『こころが晴れるノート　うつと不安の認知療法自習帳』（参考文献［10］）などをご参照ください。

バイロン・ケイティの「ワーク」

◎四つの質問

認知療法を自分でやってみようとしても、なかなかうまくいかない、という人には、おもしろい手法をご紹介しておきます。それは、バイロン・ケイティという人が考案した「ワーク」という手法です。考え方は認知療法と同じですが、専門家でない人が考えたものであり、シンプルでユニークです。

「ワーク」でも、まず、自分を苦しめる考え（自動思考）を書きます。

先ほどのコラム法と同じ例でやってみましょう。

―上司はオドオドした自分にうんざりしている。―

まず、この文章に対して、次の四つの質問をしてみます。

（1）それは本当ですか？

（2）それが本当だと、絶対に言い切ることができますか？

（3）その考えを信じると、あなたはどうなりますか？

（4）その考えがなければ、あなたはどんな人になりますか？

（1）の答えは「イエス」「ノー」のどちらでもかまいません。（1）には「イエス」と答える人が多いでしょう。（2）の答えは多くの人が「ノー」になるでしょうが、これも「イエス」でもかまいません。（3）では、「自分が情けなくなる」「リストラされるのではないかと不安になる」「これから社会人としてやっていけない、と絶望的になる」などでしょう。（4）は妙な質問ですが、上司がため息をつくのが目に入っても、「オドオドした自分にうんざりしている」という思考が浮かばない頭だとしたら、ということです。答えは、「そのまま話し続ける」という感じになるでしょうか。

◎ひっくり返し

以上が準備体操です。ここまでで少しは「自動思考」との距離が作れたと思います。

次に、「ひっくり返し」に入ります。ここからがユニークなところです。

まず、肯定と否定をひっくり返してみましょう。

―上司はオドオドした自分にうんざりしていない。―

この文章が正しい証拠を三つ見つけます。無理やりのこじつけでかまいませんから、とにかく探してみます。

例えば、

○上司はそのまま話を聞いてくれた。

○言葉がつっかえたことについて何も言わなかった。

○話の内容についての質問をしてきた。

というような「証拠」が上がってくるでしょう。これで少し頭が柔らかくなるはずです。

次のひっくり返しです。今度は「私」と「上司」をひっくり返してみます。

―私はオドオドした上司にうんざりしている。―

「ワーク」では、ピンと来ないひっくり返しは省略してよいので、これも、上司がオドオドしていないのなら省略してもよいのかもしれませんが、敢えてやってみましょう。この文章が正しい証拠も三つ見つけてみます。

例えば、

○部下の言葉がつっかえたくらいでため息をついた。

という、小心者の「証拠」を挙げることができます。この文章は、「私」が上司のため息を「部下の言葉がつっかえたことにうんざりしてついたもの」と勝手に解釈しているところに焦点を当てています。そのような勝手な解釈がなければ、そもそもネガティブな自動思考も出てこないのです。

部下の言葉がつっかえたくらいでうんざりしている、と決めつけるのは、上司に対して失礼な側面もあるということに気づいてきます。

これはおもしろい認知の転換です。最初の時点で、「でも、ため息をついたのには別の理由があったんじゃない？」と聞いたとしても、「そんなことはない」と頑なになるでしょう。それは自分にしか意識が向いていないからです。

でも、「部下の言葉がつっかえたくらいでため息をつくなんて、そんな小心者の上司なの？」と聞くと、ハッとすることでしょう。相手に意識が向くというのはそういうことです。「ワーク」は、そんな新たな視点を与えてくれるところもおもしろいのです。

この例で証拠を三つは難しいかもしれませんが、

○部下の言葉がつっかえたくらいのつまらないことに反応した。

○自分のネガティブな反応を「ため息」という陰湿な形で示した。

○それについて何も指導してくれない。

四つの質問

1. それは本当なの？
2. 本当だと言い切れる？
3. その考えを信じるとどうなる？
4. その考えがなければどうなる？

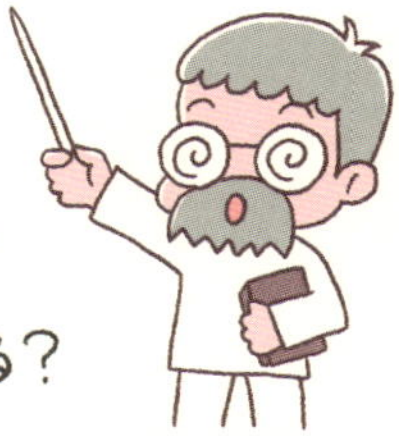

この四つの質問をした後、状況をひっくり返していきます

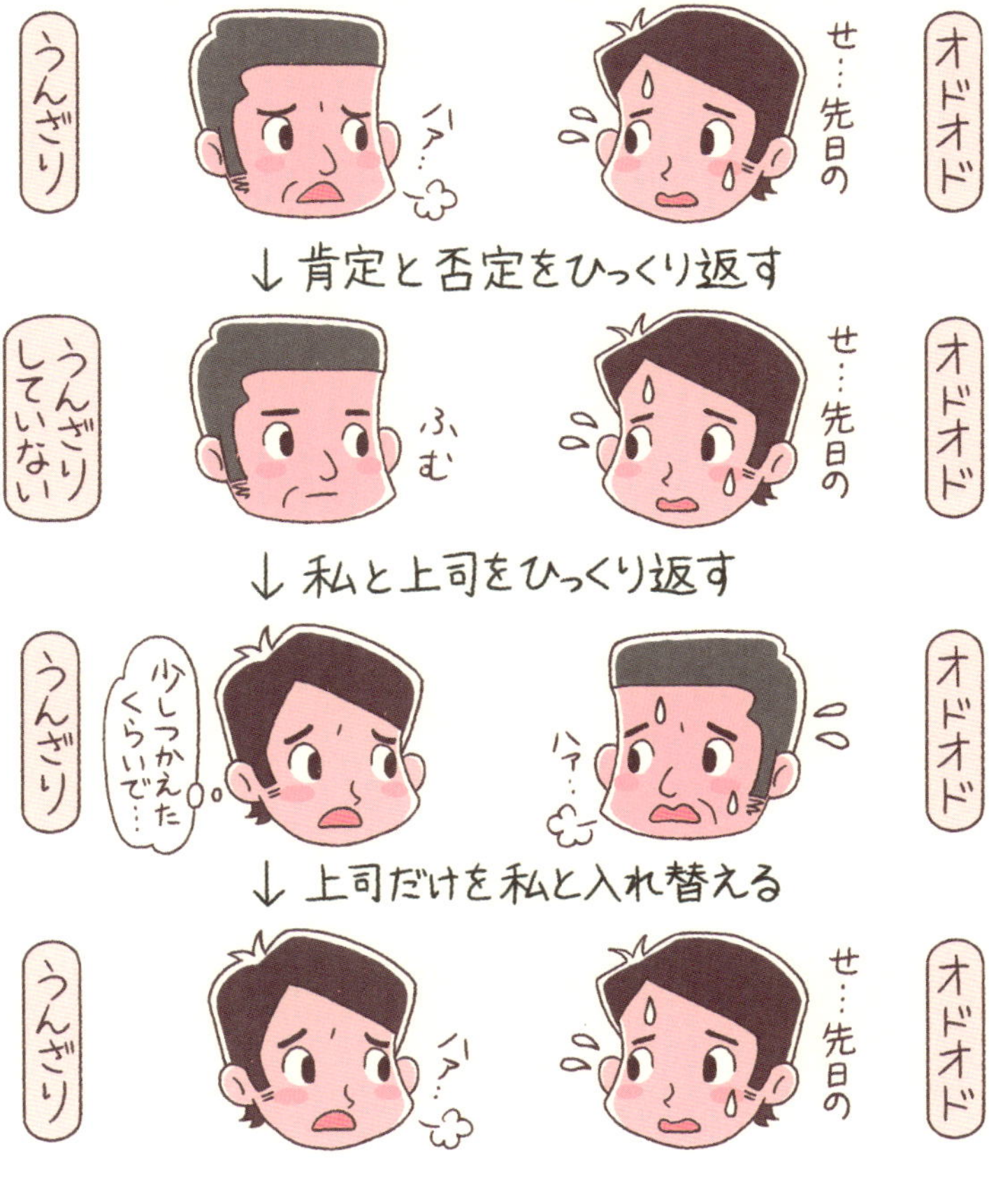
うんざり
ハア…
せ…先日の
オドオド
↓肯定と否定をひっくり返す
うんざりしていない
ふむ
せ…先日の
オドオド
↓私と上司をひっくり返す
うんざり
少しつかえたくらいで…
ハア…
オドオド
↓上司だけを私と入れ替える
うんざり
ハア…
せ…先日の
オドオド

というくらいにばらせば、何とか三つになります。上司がかわいそうになってきますね。

次は、「上司」を単に「私」に入れ替えてみます。

―私はオドオドした自分にうんざりしている。―

このあたりで、この話の正体が見えてきます。この文章が正しい証拠は三つ挙げられるでしょう。

○私は上司に直接確認もしないで、自分がオドオドして上司に嫌われたと思い込んでいる。

○私はただ言葉がつっかえたというだけのことを、「自分はオドオドしている」と決めつけている。

○私はいつもいつも、自分のちょっとした失敗を「オドオドしている」と決めつけてきた。そしてそんな自分にうんざりしてきた。

要は、こういうことなのです。実際の上司がどうかということとは関係なく、自分が自分にうんざりしているわけです。自分を直接苦しめているのは自分だということですね。そして、この「自分」というのは、自分の思考（認知）のことなのです。

「ワーク」は、四つの質問という準備体操の後に、ひっくり返しを創造的にやってみることによって、頭をより柔軟にしていくものです。やっている作業は基本的には認知療法と同じですが、ひっくり返しているうちにびっくりするような視点が得られるところがユニークです。

また、やっている間に「そんなわけはない」と作業そのものを疑わしく思ったら、その考えもまた問い直していけばよいのです。

例えば、「こんなことをやっても意味がない。自分が上司に嫌われているのは真実だ」という考えが浮かんできたら、それに対して四つの質問をし、適切であればひっくり返しをしていけばよいのです。

「こんなことをやっても意味がない」という考えに、「それが本当だと、絶対に言い切ることができますか?」と尋ねれば、イエスとは言えないでしょう。現に、「ワーク」が効いたと言っている人はたくさんいるからです。そして、「その考えがなければ、あなたはどんな人になりますか?」という質問には、「なかなかおもしろいやり方だと思って楽しめる」ということになるでしょう。

「自分が上司に嫌われているのは真実だ」という考えについても、同じように問い直しをしていきます。すると、ひっくり返しの中で、「上司が自分に嫌われているのは真実だ」などという文章が出てきます。これは一見びっくりすることですが、自分の頭の中での上司が、「こちらの事情も知らずに、言葉がつっかえたくらいで自分を嫌っている上司」になっている、ということにも気づかされます。

そんなことを繰り返しているうちに、やはり、認知療法と同じく、自分の思考と距離をとって観察することができるようになってきます。そして、自分を苦しめるのは自分の思考、さらに言えば、その思考を信じ込む自分なのだということが腑に落ちてくるでしょう。

自分の思考を脇に置いて相手を見てみると、今までには見えなかったプラスの側面が見えてくる、ということが多いものです。106ページで述べたように、「相手が自分をどう思うだろうか」ということばかり気にしているときには、実は私たちは実際の相手のことが目に入っていないものです。相手もちゃんと息をして、いろいろな試行錯誤をしながら生きている愛すべき人間であるということに気づくには、自分のネガティブな思考に凝り固まることをやめる必要があります。

詳しくは、『探すのをやめたとき愛は見つかる——人生を美しく変える四つの質問』(参考文献[11])

をご覧ください。

第6章 不安と行動

不安と回避の悪循環

◎回避が「不安と思考の悪循環」を強める

52ページでも触れましたが、「回避」は不安障害の重要な症状の一つです。誰でも不安からは逃れたいものですから、不安になる状況を避けるということは人間としてとてもよく理解できるものです。

実際に、私たちの多くが、日常生活で、不安に思う状況を避けながら暮らしています。夜遅く、治安の悪いところを歩かないようにする、というのもその一つです。そういう場所には現実に危険がありますので、そんなときの不安は、「自分の安全を守る」という本来の形で機能しているということになります。つまり、回避そのものが病的だというわけではないのです。

では、不安障害のときの「回避」はどこが問題なのでしょうか。不安障害のときには、前章で述べたような、不安と思考の悪循環がすでに成立しています。そして、その悪循環の中、思考は現実からどんどん離れて、不安をさらに強めています。その思考に注目してみる治療法が、前章でご紹介した認知療法です。

もう一つ、この不安と思考の悪循環から抜け出す有力な手段が、「実際にやってみて、現実を知ること」です。私たちの日常生活でも、「不安だったけれどもやってみたら大丈夫だった」「思ったほど怖くなかった」などということはたくさんあります。これらはいずれも、「実際にやってみて、現実を知ること」の効果です。

ところが、「回避」してしまうと、「実際にやってみて、現実を知る」機会も失われてしまいます。つまり、不安と思考の悪循環はそのまま続き、修正される機会がない、ということになります。これが不安障害における「回避」の本質的な問題です。

また、不安が高まっているときに回避すると、ホッとします。この、「ホッとする」ということも、不安と思考の悪循環をさらに悪化させます。こんなにホッとするということは、やはり怖い状況なのだ、という思い込みを強めるからです。

このように、「回避」は、不安と思考の悪循環が成立しているところに、それをさらに悪化させるという特徴があります。日常生活において、夜道は危ないから避けよう、というときには、「夜道は危ない」という思考が現実と決してずれていませんし、そもそも夜道への恐怖が生活を支配して、不安を増幅させ、普通に暮らすことに支障をきたしているわけではない、というところが不安障害との大きな違いです。

◎回避がコントロール感覚を奪う

「回避」のもう一つの問題は、コントロール感覚を損ねるということです。不安障害における不安の対象は、そのときの本人にとっては最重要関心事であり、ある意味では生活のすべてです。そして、本人は、自分の不安を「情けないこと」「人間として弱いこと」と思っています。そんな状況で、不安を避けてばかりいると、「情けない」「人間として弱い」という無力感が強まってしまうのです。すると、本書で目指しているような、「自分は不安障害に対処できる」というコントロール感覚が全く身につかなくなってしまい、結果としてますます不安障害に振り回されることになってしまいます。

強迫性障害

◎インフルエンザへの恐怖から強迫性障害を発症した例

Dさんは、大学受験を目指して予備校に通う男子浪人生です。今年こそは合格しなければ、と自らに言い聞かせ、いろいろな楽しみを我慢して一生懸命勉強しています。成績は順調に伸びてきましたので、この調子なら今年は大丈夫だろう、と予備校でも言われていました。

秋頃から、インフルエンザが流行り始めました。ニュースでその様子を見ていたDさんは、ふと、「受験当日にインフルエンザになってしまったらどうしよう」という不安に駆られました。こんなに一生懸命がんばってきたのに、インフルエンザになってしまったら、受験できないかもしれないし、受験できたとしても頭が回らずに実力が発揮できず、不合格になってしまうでしょう。

それ以来、Dさんの中で、だんだんとインフルエンザへの恐怖が強まってきました。どうすればインフルエンザにかからずにいられるのだろう、と思って調べているうちに、「外出から戻ったら、ウイルスがついている可能性のあるコートは寝室にかけないようにしましょう」というような注意を見つけました。自分のコートにはインフルエンザのウイルスがついているのかもしれない、と思うと、いてもたってもいられない不安がこみ上げてきました。すぐにコートをベランダに干したのですが、コートを触った自分の手にウイルスがついているような気がして、何度も洗いました。また、コートの通路になった床や、その周りにあるものにも「ウイルスが落ちた」のではないかと思い、消毒をしました。

いったんは「これで大丈夫」と思って勉強に戻るのですが、すぐに「もしかしたら、まだウイルスが少し生き残っているのではないか」「ウイルスが空中を飛んで、となりの部屋にも入ったのではないか」などという考えが浮かんできて、その都度消毒をやり直さないと気がすまなくなりました。消毒も、おざなりな方法ではなく、消毒液を使って三回、という一定の回数を繰り返さないとだめでした。そんなことをしているうちに、勉強にも全く手が着かなくなってしまいました。また、ウイルスがつくのではないかと思うと、予備校にも通えなくなってしまったのです。

家族のコートも気にするようになりました。家族が外出から帰宅すると、玄関に入る前にコートを脱がせ、それをビニール袋に密閉してベランダまで運ばせる、というやり方を強要するようになったのです。その後は、コートを触った手や、

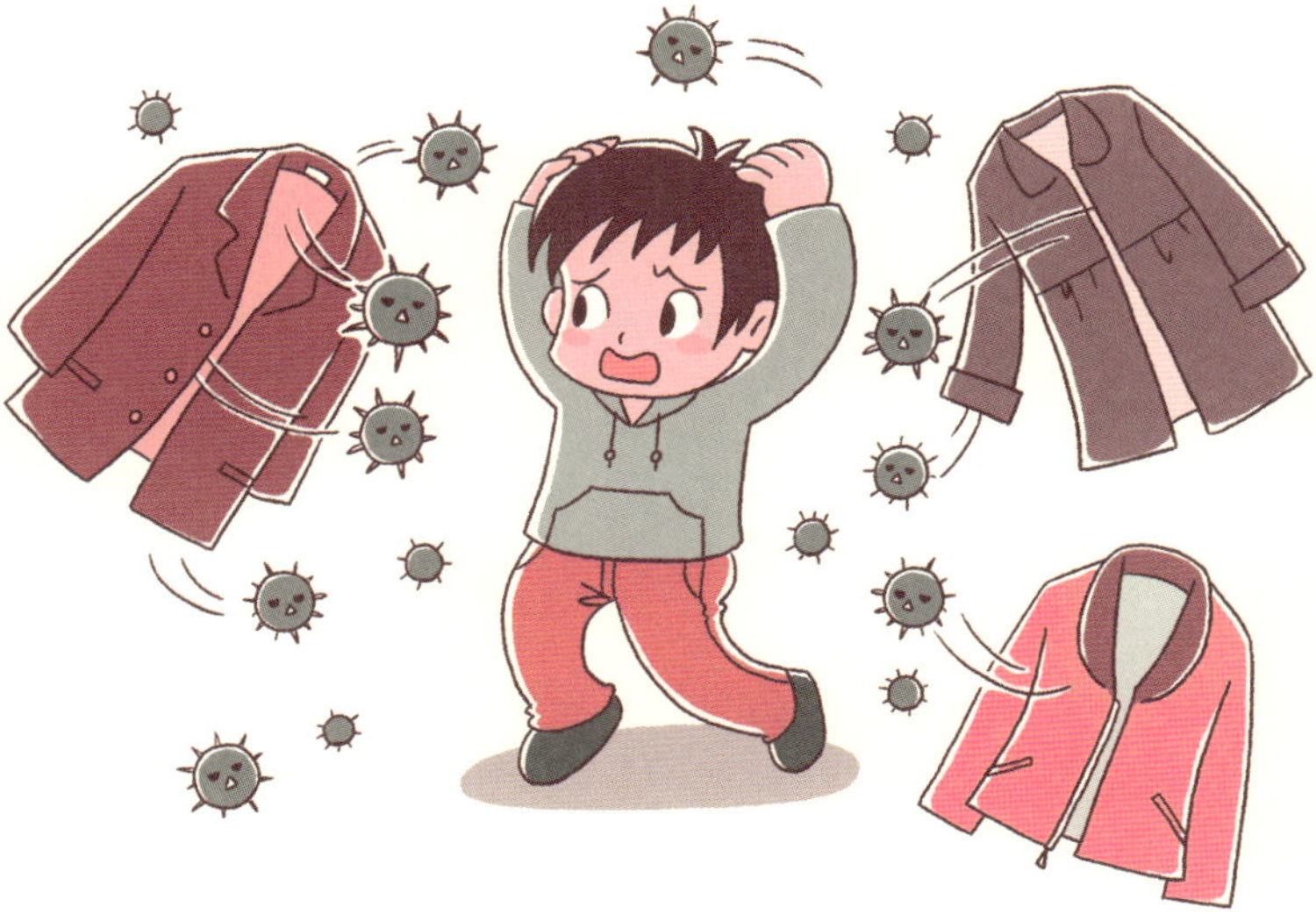

ウイルスがついていそうなところを消毒剤でよく洗う、ということをさせました。家族がどれほど疲れて帰ってきても、あるいは、トイレを我慢して帰ってきたようなときにも、この一連の「儀式」を強要するので、家族にとってはたまったものではありませんでした。

母親はDさんにインフルエンザワクチンを接種させたのですが、それでも事態は改善しませんでした。Dさんの不安は、単に、「ワクチンの効かないインフルエンザウイルスがついていたらどうしよう」というものに変わっただけだったのです。これでは話にならない、と母親が消毒をやめさせようとすると、パニックになって母親に暴力をふるってしまいました。病院を受診すると、強迫性障害と診断されました。

◎出産後に強迫性障害を発症した女性

主婦のEさんは、二十代後半で最初の子どもを出産しました。妊娠や出産の経過も順調で、子育てについても特に支障となるようなことはなかったのですが、ある日、赤ん坊を見ているうちに、「私はこの子を虐待してしまうのではないか」という不安が頭をよぎりました。実際に虐待したわけでもなければ、Eさんが特に暴力的な人だというわけでもないのですが、それ以来、たびたび「私はこの子を虐待してしまうのではないか」という不安にとらわれるようになりました。夫に「どうしよう、私はこの子を虐待してしまいそう」と相談するのですが、夫は「何を馬鹿なことを」と取り合ってくれません。思い詰めたEさんは、子どもと同じ部屋にいられなくなり、子どもがいる部屋に鍵をかけて、その鍵を、鍵のかかる引き出しに入れました。引き出しの鍵がかかっているのを確認すると少し落ち着きましたが、一時間に何度も引き出しの鍵がかかっているのを確認しなければなりませんでした。

また、いくら別室にいても、赤ん坊は授乳やおむつの世話を必要としています。Eさんは、赤ん坊の世話をする時間を「毎時きっかりから十五分間」と決め、その時間だけ赤ん坊の部屋に入り、世話をし、また鍵をかけて出てきました。その鍵を、また、鍵のかかる引き出しに入れるのです。赤ん坊がぐずって十五分間で世話がすまないようなときには、途中で投げ出すこともありました。虐待をせずにいるためには、十五分という時間を守ることが絶対に必要だと思っていたからです。

Eさんは、自分がやっていることがとても異常だとわかっていましたし、子どもがかわいそうだと思いました。そして、改めて現状を夫に打ち明け、病院を受診し、強迫性障害の治療を始めることになりました。

◎強迫観念に振り回される病気

強迫性障害になると、「〜したらどうしよう」「〜するのではないか」という考え（強迫観念）が頭に浮かび、振り回されるようになります。Dさんの場合、はじめのきっかけは「受験当日にインフルエンザになってしまったらどうしよう」という不安でしたが、強迫性障害として完成したときに日常的に浮かんできた強迫観念は「インフルエンザウイルスがついていたらどうしよう」というものでした。そして、その強迫観念からくる不安を和らげるために、コートを密閉してベランダまで運び、消毒する、という一連の儀式（強迫行為）を行っています。強迫行為は、衝動に駆られてどうしても行わずにはいられない、という形をとることが多いものです。ですから、Dさんのように、止められると母親に暴力をふるってしまう、などということも起こってきます。本人は恐怖から逃れるために必死だからです。

強迫行為にはさまざまな形がありますが、最も多く見られるのは手洗いと確認です。症状は複数に及ぶことが多く、複数の強迫行為を持っている人もいます。また、強迫性障害という診断は変わらなくても症状が経過の中で変わっていくことも多く、手洗いから始まった人でも確認が中心になることもあります。

Eさんの場合は、より何の根拠もない、「子どもを虐待してしまうのではないか」という強迫観念に苦しめられています。Eさんが強迫観念からくる不安を和らげようとしてやっていることは、より「おまじない的」なものです。赤ちゃんのいる部屋の鍵を、鍵つきの引き出しに入れる、という二重の施錠をすること、十五分以上赤ちゃんと一緒にいないこと、などの「儀式」を守ることで、どうにか虐待が防がれていると思っているのです。

そのほかにも、「頭の中で呪文をとなえる」「頭の中で、大丈夫と十回言う」など、精神的な「儀式」を行う人もいます。

◎強迫症状が生活を支配する

強迫行為によって大変長い時間が費やされることが多く、生活がそれによって支配されるようになってしまいます。Dさんは本来は「受験に失敗しないように」という気持ちからインフルエンザの心配を始めたはずだったのですが、結果として消毒に一日のほとんどが費やされるので勉強もできなくなってしまいました。

また、不安を軽減するために、周囲の人たちの行動についてもいろいろと要求することが出てきます。同じ儀式をさせたり、本人の不安を刺激するようなことをさせなかったりします。Dさんも、その典型的な例です。

強迫症状を刺激するようなものを回避するということもよく見られます。Dさんが予備校に行かれなくなったのも、実際にウイルスがいそうな場所に出ることが「インフルエンザウイルスがついていたらどうしよう」という強迫観念を刺激するからです。Eさんが子育てを放棄するような形になってしまったのも、子どもとの接触が「虐待してしまうのではないか」という強迫症状を刺激するからです。手にばい菌がつくことを怖れている人であれば、ものに触らない、という形で回避が現れることもあります。また、戸締まりや電化製品のスイッチを切ったかということが気になって確認を繰り返さなければならないような人であれば、外出そのものを避けるようになります。

このように、強迫症状が生活を乗っ取ってしまうような形になることが、強迫性障害の特徴です。なお、本人は確信してそのような生活を送っているわけではなく、自分の強迫症状が不合理だと考えたり、過剰だと考えたりしたことがありますが、理屈によってやめられないのが特徴です。

◎強迫行為は「回避」の一つの形

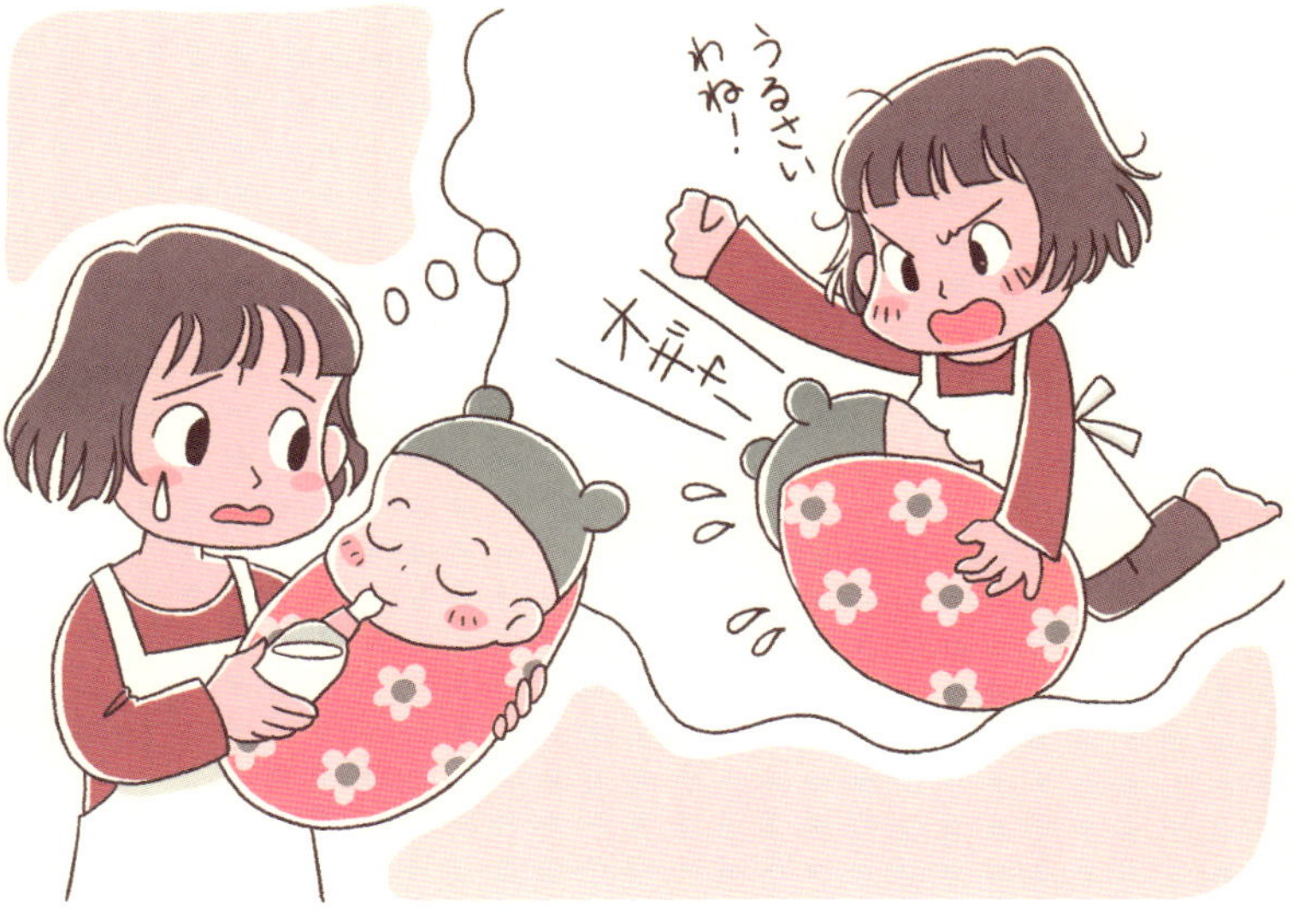

強迫行為は、「不安を和らげるためにやっていること」に見えますが、実際にはそのような主体的なものではなく、むしろ「回避」の一つの形です。強迫行為に逃げてしまうため、「そうでなかったら何が起こるか」という現実を検証することができなくなってしまうからです。そのため、強迫観念という思考と不安の悪循環が悪化していくことになります。もしも本当に主体的にやっていることであれば、「自分はこうやって不安を乗り越えられるのだ」というコントロール感覚が身についてくるはずなのですが、強迫性障害の人は、強迫行為をしたからといってコントロール感覚が強まることなどはなく、つかの間の安心を得ても、次の瞬間にはまた強迫観念が浮かんでくる、ということを繰り返しています。

強迫行為そのものについても、「ちゃんとできたのだろうか」ということが不安になると、さらなる強迫行為に及ぶことになります。ですから、強迫行為を「問題解決のための行動」として見るのではなく、強迫観念から来る不安に直面しないですませるための「回避」として注目していった方が妥当だということがわかります。「つかの間の安心」というのは「回避」の典型的な特徴だからです。

◎強迫性障害の治療

強迫性障害に対しては、抗うつ薬を中心とする薬物療法と、認知行動療法が行われます。薬物療法だけでずいぶん楽になる人もいますが、特に経過が長い場合には、認知行動療法を用いて、さまざまな悪循環に取り組んでいく必要があることが多いです。

前章では認知療法をご紹介しましたが、不安障害に対する認知療法は、行動療法と組み合わされて認知行動療法として用いられるのが一般的です。次項で、行動療法の部分をご説明しましょう。

行動療法

◎「回避」に焦点を当てた治療法

不安に対する行動療法を簡単に言うと、安心できる環境で、わざと不安を起こすことをしながら、少しずつ不安に慣らしていくという形になります。不安にわざとさらすことを「曝露《ばくろ》」と呼びます。そして、不安の強さを段階別に並べ、ほどほどの不安から始め、だんだんと大きい不安に慣れていくというやり方を「段階的曝露」と呼びます。

この、一見単純なやり方がなぜ効果的なのかと言うと、不安反応へのコントロール感覚が身につくからだと言えます。

不安反応は、もともとは「闘争か逃避か」反応として身体に備わっているものであり、目の前の脅威からとりあえず逃げるためのものです。ですから、長時間続くことはありません。不安が強くなっても気が狂ってしまうことも死んでしまうこともなく、ある程度強くなった不安はそれ以上にはならず、三十分~九十分程度で自然に収まってくることが知られています。

ところが、不安障害の人の特徴の一つに「回避」がありますから、実は、そこまでじっくりと自らの不安反応につき合ったことのある人は多くないのです。ですから、「このまま不安が強くなると頭がおかしくなってしまう」「このまま不安が強くなって死んでしまうのではないか」というような、間違った思い込みが続いているのです。

◎不安を実物大で見てみる

「段階的曝露」を行っていくと、この、不安がピークに達してその後収まってくる、ということを身をもって体験することができます。体験して知っているということは、コントロール感覚を育てる上では貴重なことになります。また、体験して知っていれば、不安に余計な意味づけをしなくなり、不安と思考の悪循環からも脱することができるようになります。

つまり、「段階的曝露」で目指すのは、不安を実物大で見てみるということです。安全な環境で、「この不安だけに触れてみましょう」ということです。不安が強くなっても、逃げずに、実物大で見てみるのです。「何だ、こんなものか」と思えればしめたものです。実際には、そんなに軽く感じることはできなくても、「とにかく乗り越えた」というのはよい体験になります。

前項でご紹介した強迫性障害の場合、「曝露」すべき不安は、「強迫行為を我慢したときに高まる不安」です。ですから、通常であれば強迫行為に逃げてしまうところを、行わずに耐え、そこで高まってくる不安を実物大で見てみる、という形になります。これは、強迫観念と強迫行為が生活を支配している状況では、決して得ることのできない経験です。強迫症状に支配されているときには、「強迫行為をしなかったら頭がおかしくなってしまう」と信じているからです。実際に頭がおかしくなるかどうかを試してみよう、などとはとても思えないのです。

なお、曝露の目標は、不安反応を知ることと、不安反応を乗り越える力が自分にあるということを知ることとです。その対象に触れても不安が全く感じられなくなるということを目指すわけではないのです。もちろん不安はだんだん弱くなってきますし、結果として不安を全く感じなくなることもあるのですが、不安を感じなくなることを目標にしてしまうと、「まだ不安を感じる」というところにとらわれていまい、不安にそれ以上の意味づけをしてしまいます。

◎「段階的曝露」の前提となる安心

不安に敢えて直面すれば慣れていくのではないか、ということは一般の人でも考えることで、「ショック療法」と称して、曝露のようなことを試みている人もいると思います。例えば、社交不安障害の人を無理やり人前に出す、強迫性障害の人に無理やり強迫行為を我慢させる、というようなやり方です。これらのやり方は通常うまくいきません。強烈な失敗体験として心の傷になってしまい、次からますます「回避」が強まることもありますし、自分に不安を無理強いする人に対して攻撃的になってしまいトラブルにつながることもあります。

これらの「ショック療法」と「段階的曝露」の違いがどこにあるかというと、基本の部分に安心できる構造があるかどうか、ということです。「段

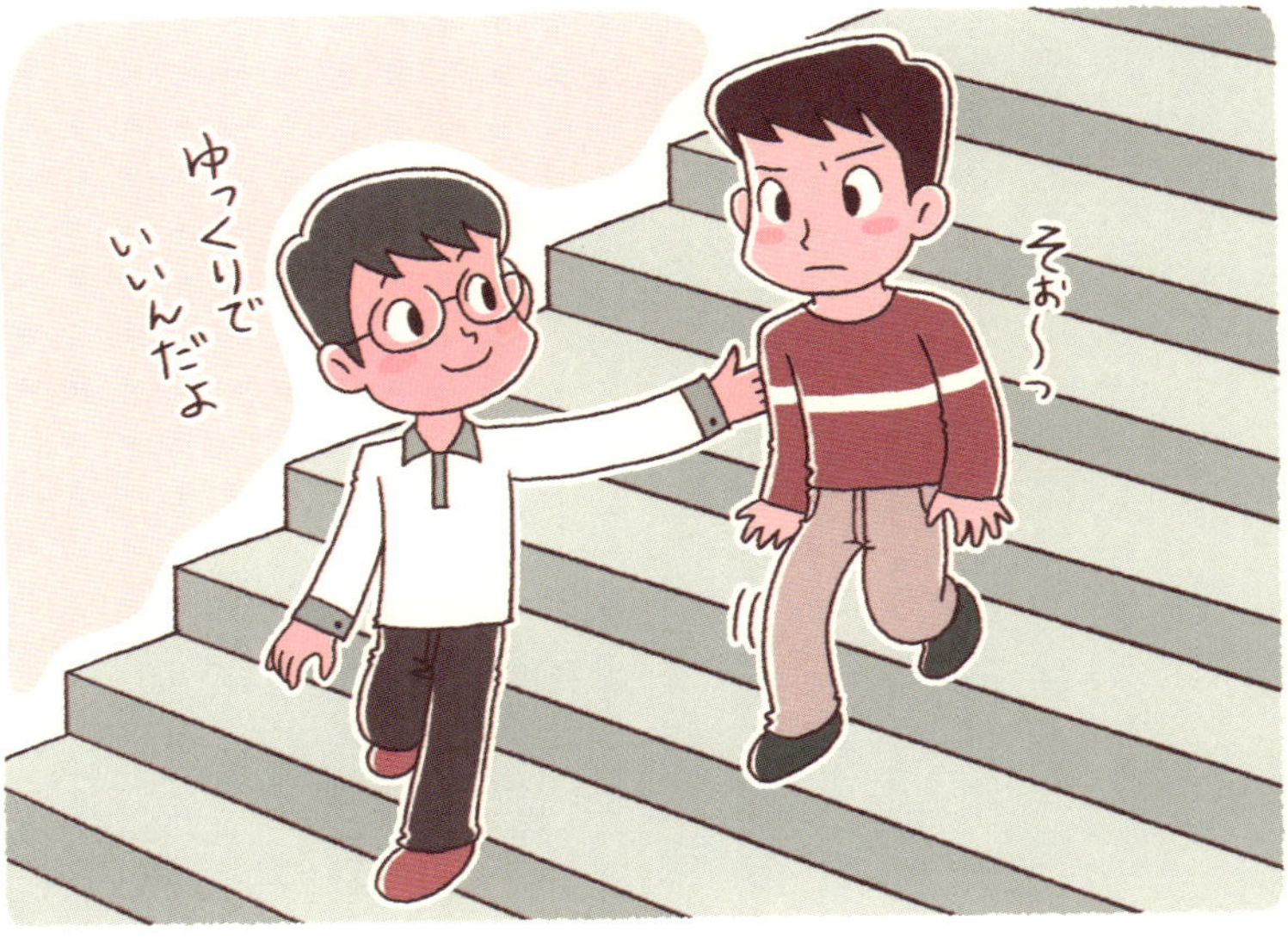

階的曝露」は治療環境で行うもので、どういう病気のどういう症状に対して、どういう理屈でこの治療法を用いるのか、そこで起こることの見通しはどんなものか、ということをよく説明された上で行います。もちろん治療者との間に、安心できる信頼関係もあります。

不安は、安全が確保されていないときに起こる感情ですから、治療という信頼できる構造の中で、根拠や見通しをよく説明されるということは、安全が確保されるということになり、不安を減じる効果があるのです。また、「自分はこれから何をやろうとしており、その結果何が得られるのか」をよく知ることは、コントロール感覚にもつながります。曝露は治療の中に位置づけて行うことに効果があるのであって、とにかく曝露すればよい、というものではないことを覚えておいていただきたいと思います。

軽症の不安に対して自分で曝露を試みるときも、できるだけ安心できる環境を作ってください。なお、「安心」と「回避」は違います。どういう不安反応に耐えているのかはよく意識しながら進めましょう。

◎認知行動療法

「回避」をやめて、不安反応を実物大で見てみると、現実がわかり、ネガティブな認知も修正される効果があります。そして、ネガティブな認知が修正されれば、そこから生み出される不安も軽くなり、不安反応も減じます。また、回避傾向も減じます。こんなふうに、認知、行動、身体反応、感情の相互作用を視野に入れながら治療を進めていくのが認知行動療法です。強迫性障害をはじめとする不安障害の治療法として効果的ですが、まさに病気の現実に合っているものだと言えるでしょう。

第7章

不安とトラウマ

PTSDは不安障害

「トラウマ（心の傷）」という言葉はずいぶん一般的に使われるようになってきました。「私にはトラウマがあって…」などという表現が日常会話でも使われるようになっています。身体だけでなく心も傷つくということが広く知られるようになったのはよいことですが、適切な対処法はまだまだ知られていないように思います。

「トラウマ」の結果としてうつ病になる人もいますし、他の病気になる人もいますが、「トラウマ」関連で最も代表的な病気であるPTSD（心的外傷後ストレス障害）は、不安障害の一つです。

◎ひったくり被害からPTSDを発症した女性

五十代の主婦Fさんは、ある日、商店街を歩いているときに、後ろから近づいてきたバイクによるひったくり被害に遭いました。Fさんは肩からかけていたバッグを引っ張られたときに、とっさに抱え込みましたので、結果として数メートルバイクに引きずられることになりました。普通の主婦であったFさんにとって、こんな経験はもちろん初めてでした。ようやくバッグを手放すと、バイクは走り去りました。幸い骨折などはなく、全治二週間の怪我ですみました。

家族は、「とにかく命が無事でよかった」と喜んでくれました。そして、Fさんの怪我が治ってくるにつれ、事件そのものについて話題になることも減ってきました。

ところが、Fさんの人生はすっかり変わってしまいました。夜には、繰り返し、ひったくりの夢を見て飛び起きてしまうため、熟睡することができませんでした。また、昼間でも、ボーッとしているときにふと、ぐいっと暴力的にバッグをひっぱられたときの感覚が思い出され、恐怖に身体が固まりました。家の中にいても、ちょっとした物音にビクッと反応することが増えました。以前のようにゆっくりとリラックスすることができなくなってしまったのです。

外出はすっかり難しくなりました。家の外に出て少しでも歩くと、どこに敵がいるかわからない、というピリピリした気持ちになりました。そして、バイクというものを見ただけで身体が震えてしまい、足がすくんでしまいました。近距離の外出すら難しくなり、以前の自分がどうして商店街の買い物を楽しめていたのか、全くわからなくなってしまったのです。

どうしても外出しなければならないときは、家族と一緒に出かけるのですが、そんなときにはとても地味でセンスの悪い服を着て出かけました。以前のFさんは、おしゃれが大好きでとても垢抜けていましたので、考えられないことでした。

実はこの服装の変化には理由がありました。Fさんの事件を聞いた知人が、「Fさんは派手だから目立ったのよ、きっと」と言ったのです。こんな事件を招いたのは自分の軽率なファッションだったのではないか、とFさんは自分を責め、外に出るときには一切おしゃれな服を着ないことにしたのです。また、知人からそう言われて以来、Fさんは人と話すことが怖くなってしまい、家族以外とは接触しなくなってしまいました。

そんなFさんに対して、家族は、「もう事件のことは忘れて前を向いて生きなくちゃ」と励ましてきます。Fさんもその通りだと思いますし、それができない自分はなんて弱い人間なのだろう、と自分を責めています。また、家族が楽しそうに話していても会話に入れず、「自分はすっかり別の種類の人間になってしまった」と感じることが多くなりました。娘がFさんを励まそうとして「結婚して子どもを生んだら、お母さんが面倒を見てね」と言ったときには、その頃には自分が生きていないような気がして、孫に囲まれた楽しい未来を思い描くことがどうしてもできませんでした。

◎PTSDという病気

阪神淡路大震災のときに日本でも広く知られるようになったのがPTSDです。一言で言えば、心に大きな傷がついたときの後遺症の病気です。PTSDという診断をつけるには、次の三グループの症状群が一ヵ月以上続いている必要があります。

（1）トラウマの原因となった出来事の持続的なよみがえり（フラッシュバック、夢など）

（2）二度と傷つきたくないための回避と麻痺（その出来事を思い出させるものを避ける、他の人から疎遠になっている感じ、愛の感情を持つことができないなど）

（3）持続的な覚醒亢進《こうしん》症状（不眠、怒りっぽい、集中困難、過度の警戒心、驚き方が過剰など）

Fさんの場合も、ひったくりが繰り返し夢に出てきたり、昼間ボーッとしているときに感覚がよみがえって身体が固まったりしていますし（基準1）、外出できない、バイクを怖がる、派手な服を着ない、といった回避症状があります（基準2）。家族からの孤立感を持ったり、孫に囲まれた未来を思い描けない（未来が短縮する感覚）も、基準2に含まれる症状です。不眠に加えて、ちょっとした物音にビクッとする、外出すると「どこに敵がいるかわからない」と警戒心を持つ、という覚醒亢進症状もあります（基準3）。こんなふうに、トラウマによる影響が生活全体に広く現れて生活を支配するようになったものがPTSDという病気です。Fさんの人生は、まさに事件を機にすっかり変わってしまったのです。

トラウマによるこれらの症状は、多くの人では一ヵ月以内に回復しますが、それ以上続くとPTSDということになります。PTSDの症状は、数ヵ月以内に回復する人が多いですが、その後長い期間にわたって苦しみ続ける人もいます。また、出来事の直後には無症状で、一定期間がたってからPTSDの症状が出てくる人もいます。

◎複雑性PTSD

現在のところPTSDとして正式に定義づけられているのは、「実際にまたは危うく死ぬまたは重症を負うような出来事」（参考文献［7］）を自分自身が体験するか目撃するか、身近な人にそのようなことが起こったと知る、という形でのトラウマです。先ほどご紹介したFさんは、ひったくり被害にあってバイクに引きずられていますので、ま

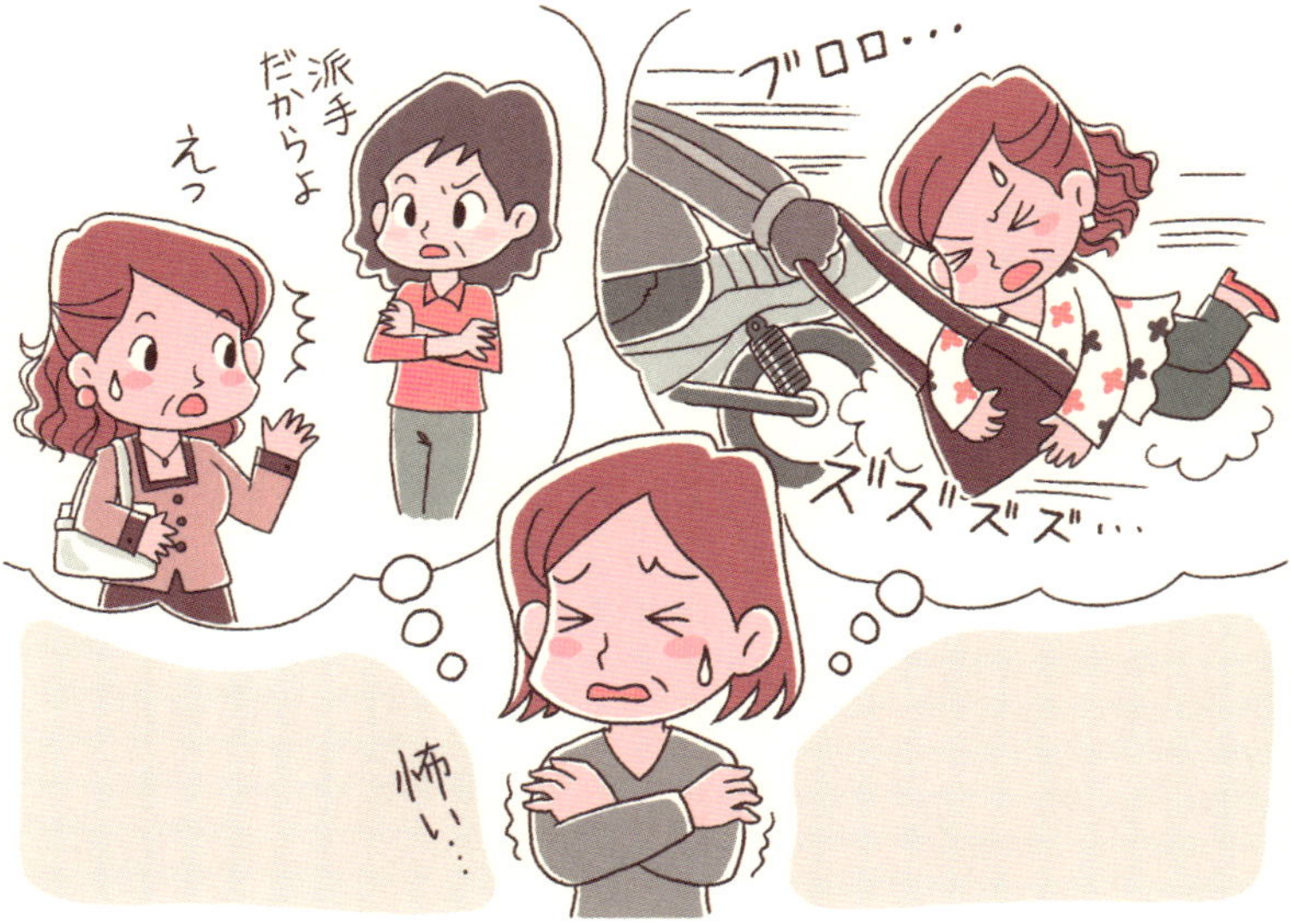
派手だからよ
えっ
ブロロ・・・
ズズズズ・・・
怖い・・・

さにそのタイプです。

ところが、反復する虐待やドメスティック・バイオレンスなどの場合、一つ一つの出来事は「実際にまたは危うく死ぬまたは重症を負うような出来事」ほどではなくても、それが一定期間、繰り返し体験されることが、結果として心に深い傷を残すことも少なくありません。

このようなタイプのものを、「複雑性PTSD」と呼ぶ人もいます。複雑性PTSDでは、通常のPTSDと同様の症状も出ますが、さらに、「自分」についての感覚や他人への信頼感覚が根本から損なわれるという問題があります。「傷つけられること」「人から虐げられること」が日常となってしまうと、「自分とはそんな程度の人間なんだ」「信頼できる人なんていない」という感覚が根強いものになってしまうからです。

◎PTSDの症状の「意味」

PTSDは苦しい病気ですが、その症状には意味があります。そもそもは、PTSDの症状は、「闘争か逃避か」反応と同じように、危険な状況を生き延びるために身体に起こる適応反応なのです。「闘争か逃避か」反応が「脅威から逃げる」ことを主目的にした反応であるのに対して、PTSDの症状は「敵にやられないようにする」ことを主目的にした反応であると言えます。全体にピリピリした状態になり、傷を頭に刻みつけることによって、警戒態勢を維持します。眠り込んでしまったり、何かに没頭してしまったりすると、いつ敵にやられるかわからないので、不眠になったり集中困難になったりします。危ない場所にも近づかないし、人に心を許すこともやめます。敵にやられずに生き延びることに全てのエネルギーを使うことになるのです。

これは、「敵にやられないようにする」という目的を考えれば、まったく理にかなった反応で、やはり人間の身体はよくできている、ということになります。ここでも、63ページのセンサーとサイレンの関係が当てはまるのですが、ＰＴＳＤの症状という「サイレン」には問題がなく、やはり修理が必要なのはセンサーの方なのです。つまり、敵は去って、もう日常生活に戻っているというのに、敵がいるという認識が解除されずにサイレンが鳴り続けているという現象がＰＴＳＤという病気です。そして、ここでもセンサーの調整が治療になります。

◎PTSDの治療

ＰＴＳＤの治療として、現在国際的に標準的に行われているのは、曝露《ばくろ》を中心とした認知行動療法です。トラウマの原因となった出来事を思い出しても大丈夫、というコントロール感覚を目指していく治療です。そして、その中で、トラウマを機に変化してしまった認知についても焦点を当てていきます。

ただ、この治療は、すべての人に向いているわけではなく、対人関係療法の方が向いているという人もいます。どうしても曝露が怖い、あるいは、体験を思い出せないという人もいますし、特に対人トラウマの場合には、その出来事の記憶そのものよりも、トラウマのために現在の対人関係がうまくいかないことが最大の苦しみだという人も少なくないからです。ＰＴＳＤに対する対人関係療法の考え方は次項で述べます。

抗うつ薬を中心とした薬物療法も有効で、精神療法と併用されることもあります。

もう一つ、ＥＭＤＲという、眼球運動を用いたユニークな治療法も、ＰＴＳＤへの効果が示されています。

トラウマによる離断をつなぐ

◎心の傷はなぜ癒えにくいか

前項で、PTSDもセンサーの調整が必要な病気だということをお話ししました。社交不安障害が、「脅威」についてのセンサーがずれている病気であるのに対し、PTSDは、敵が去ったということをよく認識できていないという意味でのセンサーのずれの病気です。敵が自分に危害を加えている状況下では、PTSDの症状は極めて合目的的だからです。

前項でご紹介したFさんも、すでにひったくりという敵はいないのですが、未だに厳戒態勢で暮らしているようなものです。そのような厳戒態勢は、敵が実際にいたときには確かに役立ったでしょうが、今となってはFさんの生活の質を下げているに過ぎません。

PTSDタイプのセンサーのずれの直し方を考えるために、私たちは敵からひどい目に遭わされた後に、どのようにしてその傷を乗り越えるのか、ということを振り返ってみたいと思います。

身体の傷は、時間がたつと癒えてきます。心の傷も、基本的には同じことです。しかし、心の傷の場合は少し複雑です。一つには、「回避」の問題があります。心の傷が癒えるということには、何度も思い出しながら「慣れる」という側面もあります。しかし、恐怖が強すぎて思い出すことを「回避」してしまうと、いつまでも傷は生々しいままになってしまいます。

また、「悪循環」の問題もあります。身体の傷は、もう一度自分で傷つけるということはあまりありませんが、心の傷の場合には、自分の考え方によって、何度も自分で傷をつけ直してしまうのです。何度も何度も自分で傷をつけ直していたら、いつまでたっても傷は癒えません。

どのような傷をつけてしまうのか、というと、それは基本的に自分を責めるという形のものです。責める内容はさまざまで、Fさんの場合は、派手な服を着て外を歩いていた自分を責めました。それはひったくり被害当日の服装だけでなく、「軽率なファッションにうつつを抜かしてきた」それまでの自分全体に及びました。また、「もう事件のことは忘れて前を向いて生きなくちゃ」と家族に言われているのに、未だに前に進めない自分を責めていました。そして全体に、すっかり普通の人生が送れなくなってしまった「だめな自分」を責めていたのです。こうして自分を責め続けていると、いつまでたっても心の傷が癒えなくなってしまいます。

なぜ自分を責め続けてしまうのかというと、その一番の理由は、自分を肯定してくれて自分の傷に共感してくれる、安全な他人とのやりとりがないからです。

Fさんにとってさらなる傷になったのは、知人から「Fさんは派手だから目立ったのよ、きっと」と言われたことでした。このことで、Fさんは人と話すのが怖くなってしまったのです。また、Fさんは自分の服装のせいで被害にあったという恥ずかしいことを誰にも話したくなかったので、知人からそんなことを言われたという事実すら、誰にも打ち明けられませんでした。ですから、知人の発言がいかにひどいかを教えてくれる人も、そんな言葉を真に受けなくてよいのだと言って支えてくれる人もいなかったのです。

家族は事件そのものには共感的でしたが、やはりある程度の期間を過ぎると「前向きに」と励ますようになりましたので、いつまでも後ろ向きの話はできない、と感じました。未だに前に進めない自分を「それでいいんだよ」と肯定してくれる人がいなかったのです。

　また、自分の体験を恥ずかしく思ったり、自分でも自分の体験を整理できない、と思ったりするときには、とても周りの人に話せないと思ってしまいがちになります。そして頭の中で繰り返し自分を責め続けることになってしまうのです。トラウマに関連して「解離症状」（意識の連続性が絶たれる症状）が起こった人の場合には、体験そのものをよく覚えていないということもあり、さらに人に話しにくくなります。そして、「覚えていない」という事実に自分が怖くなることもあるのです。

◎ＰＴＳＤは離断の病

　こうして見てくると、トラウマを機に、その人が周りの人たちから離断されるということがわかると思います。それまでは何でも相談できていたかもしれませんが、「異常な体験」をしてしまったので、それまで通りに打ち明けたり相談したりできなくなってしまったのです。そうすると、自分が自分を責め続けるのを止めてくれる人がいなくなってしまいます。

　また、ＰＴＳＤのときには、周りの人からだけでなく、自分からの離断も起こります。「それまでのやり方から切り離されて、自分のやり方を見失う」という不安障害のきっかけに共通するテーマが、最も著しい形で現れるのがＰＴＳＤであると言えます。それまでのやり方のみならず、それまでの感じ方、世界の見方、すべてから離断されてしまうのです。

　これが、ＰＴＳＤにおいて「センサー」が戻らない大きな理由です。つまり、敵は去っても、本人にとってのトラウマは終わっていないのです。トラウマが終わるということは、再び、自分自身、周りの人たち、世界とのつながりを取り戻して、「普通の生活」が送れるようになるということです。ですから、いくら「危険は去ったのだから普通に戻りなさい」と説得しても、ＰＴＳＤの症状は続いてしまうのです。

このような「離断」に注目し、再び、自分自身、周りの人たち、世界とのつながりを見出していくという作業をしていくのが、対人関係療法です。

この考え方は、きちんとした対人関係療法を受けない人でも、役立てていくことができます。自分を傷つけないように頼み、安全な環境を確保しながら、周りの人に自分の体験や気持ちを話していくことは大きなプラスになります。そして、自分の症状が「気にしすぎ」「弱い人間である証拠」などではなく、ＰＴＳＤというれっきとした病気の症状であると知ることも大きなプラスになります。詳しくは『対人関係療法でなおす　トラウマ・ＰＴＳＤ』（参考文献［12］）をご参照ください。

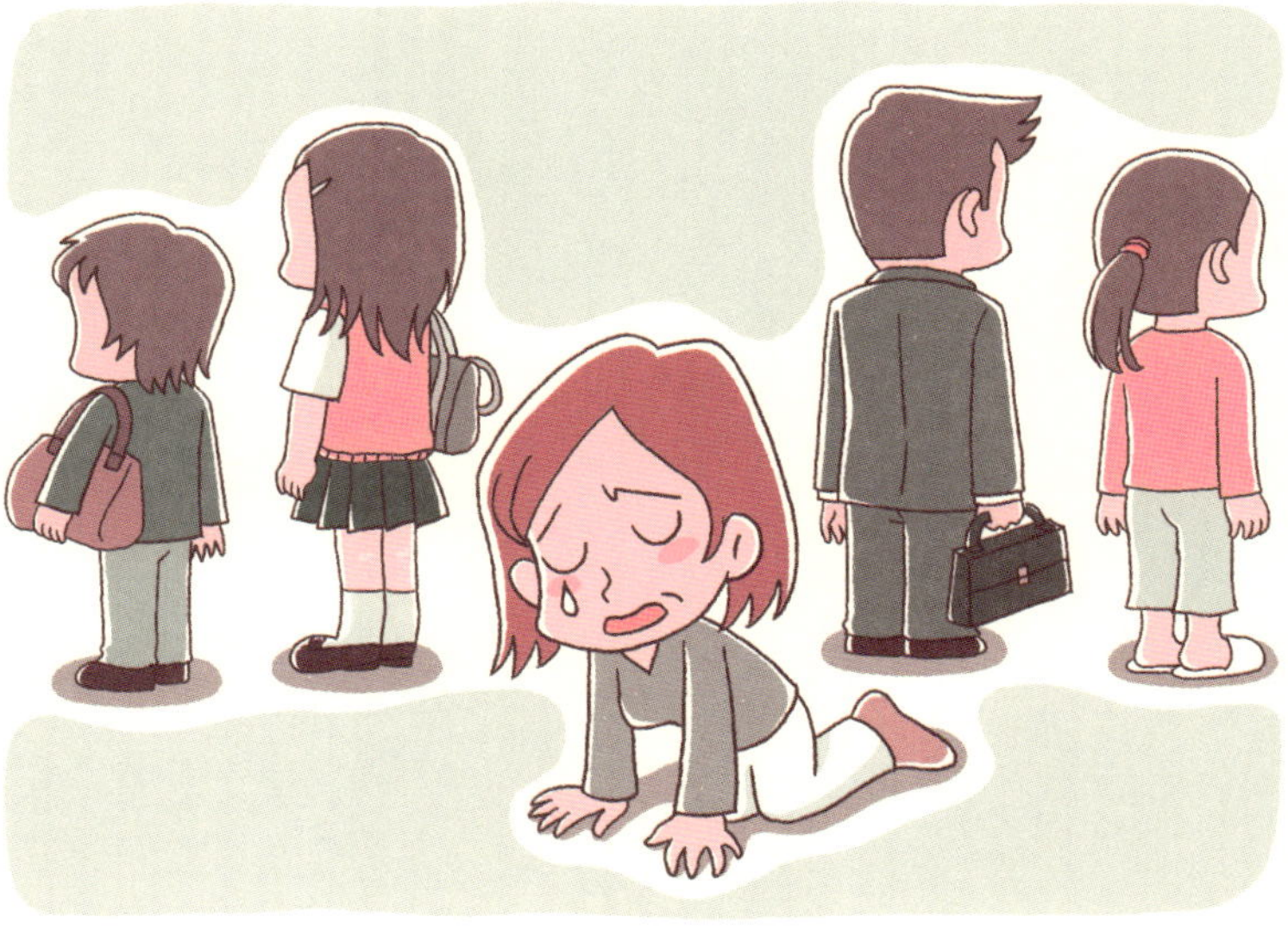

人との関係の中でトラウマを位置づける

◎安心できる人にトラウマを打ち明ける

ＰＴＳＤを発症するほどにはなっていなくても、日常生活の中で心が傷つき、また傷つくのが怖くなって行動パターンが変わってしまう、ということは案外あるものです。そんなときには、ＰＴＳＤに対する対人関係療法を応用すると役に立ちます。

まず、自分の傷を認め、どんな気持ちになっているかをまっすぐに認めます。心の傷がつくときには、認めたくない感情も含めて、実にさまざまな感情が出てくるものです。それらのいずれもが、「当たり前の感情」です。同じ立場に立たされたら、人間であれば誰もが感じるであろう感情だということです。いろいろと言い訳したくなる気持ちも含めて、「当たり前の感情」なのです。

そして、それらの感情を、安心できる人に打ち明けてみましょう。「安心できる人」というのはとても大切なところで、自分の傷を打ち明けてみたけれども「それは自分が悪い」などと決めつけられてしまうと、もう一度傷つくことになってしまうからです。そのような「役割期待のずれ」を防ぐためにも、相手にあらかじめ「自分で傷を乗り越えるために話してみたいから、何もアドバイスしないでただ聞いてくれる？」と頼んでおくのもよいでしょう。アドバイスをすることが親切だと思っている人も多く、本当はただ聞いた方が楽なのに無理してアドバイスしてくる人もいるからです。

そんなふうに、自分の気持ちに正直になり、身近な人にもわかってもらうと、だんだんとトラウマの位置づけができてきます。位置づけができるということは、危険が去ったということにも気づきやすくなるということです。そうすれば、厳戒態勢を解くことができるでしょう。実際に、対人関係療法で、身近な人たちとのつながりが取り戻されてくると、言われてもいないのに、自ら曝露《ばくろ》を選ぶ人は少なくありません。トラウマの位置づけができて、それを乗り越えようと、本当に前向きに思えるのでしょう。

曝露から入る行動療法とは順序が逆ですが、結局は同じようなことが達成されると言えます。

◎ほかの不安障害にも生かす

実は、本章の内容は、ＰＴＳＤだけでなく、他の不安障害にも関わることです。不安障害の全体が、「それまでのやり方から切り離されて、自分のやり方を見失った」状態だからです。自分を不安へと陥れたような出来事については、できるだけ率直に気持ちを認め、周りの人とも共有していきましょう。また、不安障害になったということそのものも「心の傷につながる出来事」ですので、それにまつわる気持ちも話してみましょう。

◎適応障害という病

「適応障害」という病名を耳にすることも多くなったかもしれませんが、適応障害というのは、ストレス因子への反応としてうつや不安の症状が出てくる状態のことを言います。これも一種のトラウマ反応です。ですから、ここでご紹介したような、自分の気持ちを認め、周りの人にもわかってもらう、というやり方がとても合っています。職場で傷つけられて以来、職場に行くのが怖くなってしまった、などという場合は適応障害の可能性も高いですから、治療を求めると共に、感情や人間関係に注目してみましょう。

第8章

身近な人の不安とのつきあい方

不安障害の人に接する基本姿勢

身近なところに不安障害の人、あるいはとても不安が強い人がいる場合にどう接したらよいのかを本章では見ていきます。このコツをつかまないと、だんだんイライラしてくることが多いと思います。不安を訴えてくる人に対して「大丈夫だよ」といくら言っても納得しないのですから、イライラするのもわかります。でも、イライラしてしまうと、相手をますます不安にしてしまいますので、結果としてはますます不安を訴えられることになる、という悪循環に入ってしまいます。

また、不安のために回避がひどくなり社会生活が送れなくなってしまっている人に対しても、どう働きかけたものか、悩ましいところでしょう。

ここでは、接し方の基本を見ていきます。

◎解決できる不安と感じるしかない不安を区別する

20ページで見たように、不安の中には、解決できるものと、感じるしかないものがあります。解決できる不安については、特に接し方を悩むことはないと思います。すでに解決してあげているでしょう。

問題は、感じるしかない不安の方です。一般に、不安の強い人をめぐって混乱している状況を見ると、周りの人が本人の不安を解決しようとしてしまっている、ということが多いものです。「心配しない方がいいよ」というものも含めて、さまざまなアドバイスを与えているのです。

実は、アドバイスには大きな問題があります。アドバイスというのは、現状はよくないから変えるべきだ、というメッセージをもともと含んでいるものです。

21ページでもお話ししたように、感じるしかない不安を前に混乱している人は、自分の不安にも不安を感じているものです。自分が不安であることも不安だという状態の人に向かってアドバイスをしてしまうと、自分が不安であることへの不安がますます強くなってしまいます。「やっぱりこのままではいけないんだ」と思ってしまうのです。さりとて、そんな状態のときにはアドバイス通りにできないものですから、ますます不安になります。そもそも「感じるしかない不安」を感じているわけですから、「心配しない方がいいよ」と言われても、どだい無理な話なのです。

◎気持ちをよく聴き肯定する

本人の不安のテーマが、感じるしかないものだと思われたら、よく気持ちを聴き、「こんなときには不安になるよね」と、不安を肯定してあげるのが最も適切な対処です。聴いてあげることは重要です。感じるしかない不安は、原則として、安全な環境で表現するとだんだん落ち着いてくるものだからです。安全でない環境というのは、自分の不安が不適切だと思われるような環境のことです。すぐにアドバイスされてしまうような環境は、「あなたの不安は不適切だからすぐに変えなさい」と言われているのと同じことになってしまいます。

ですから、感じるしかない不安に対しては、安全な環境を作ることに集中してください。そんなものでよいのだろうか、解決してあげなくてよいのだろうか、と思われる方は、23ページを復習してみてください。いずれにせよ、私たちの人生から不安を完全に追放することはできないのですし、それは人生の目標でもありません。不安を抱えている人とよい関係を持つということは可能です。

「治療者」ではなく「支え役」を引き受ける

◎治療は専門家に任せる

身近なところに不安障害の人がいるという場合、人は本当にいろいろな試行錯誤をするものです。何とかして事態を改善したいという熱意の表れにには違いないのですが、「こうすればよくなるのではないか」といろいろなことを試しています。135ページでも触れましたが、「ショック療法」がよいのではないかと思って、本人が怖がっているものに無理やり直面させてみようとする人すらいます。しかし、前述したように、曝露《ばくろ》においても必要なのは専門知識に裏打ちされた見通しに基づく、基本的な安心感です。他人主導の曝露には細心のバランス感覚が必要で、トレーニングを受けた治療者が行うことが必要です。そうしないと、新たな心の傷と対人不信を残して終わる、ということにもなりかねません。

不安障害の治療において、治療者の役割と身近な人の役割は明らかに異なります。治療者は、専門知識に基づいて事態を改善していく役割、そして、身近な人はそれを支える役割を果たしていただきたいのです。不安障害の治療プロセスでは、治療上の必要により不安が一時的に高まることもあるからです。全般に、安全な環境を作ることに力を注いでいただければよいのですが、安全な環境を作るためには、前項で述べたように、話をよく聴き気持ちを肯定する他、本人のペースを尊重することにも配慮していただきたいと思います。本人が治療を焦ったり、その中で挫折する自分を責めたりしてしまうようだったら、「ゆっくりやろうね」「まだまだ無理をしなくて大丈夫」と安心させてあげるのです。

不安障害の特徴の一つが、自分の現状について の不安であるということを考えれば、これはとても理にかなった対応です。つまり、挫折すること も含めて、現状には何も異常なところはない、と いうことを教えてあげることになるからです。治 療についての疑問があったら、本人ではなく治療 者に尋ねてください。

引きこもっているケースなどでは、本人にハッパをかけないと本当に一生引きこもったままに なるのではないかと思われることもありますが、 ハッパをかけても解決にはなりません。ハッパの かけ方によっては、やはり心の傷や対人不信につ ながります。もちろん、治療的な刺激を与えるこ とはプラスになりますが、その方針を考えるのも、 専門性のある治療者の仕事です。本人が引きこ もっていてとても治療を求めるチャンスがないと いうときは、身近な人が治療者の役割をしようと するのではなく、本人の代わりに専門家に相談し てください。

◎受診の勧め方

本書などをお読みいただき、不安障害の診断基準を満たすのだろうなと思うような人が身近にいたら、もちろん治療につなげていただくのが望ましいことです。理屈を超えた不安には薬も効きますし、治療から得られるプラスだけでなく、「病気」として位置づけることのメリットは54ページで述べた通りです。

受診を勧める際には、いくつか注意点があります。不安障害の方は、不安の基本レベルが高くなっていますので、普通だったら不安に思わないようなことにでも不安を感じやすい状態になっています。「これは不安障害だから病院に行った方がいいよ」とだけ言ってしまうと、「不安障害」「病院」という言葉に反応し、「私はそんなにおかしいの?」「これからどうなってしまうの?」「病院だなんて、そんな怖いところ…」と、どんどん不安が燃え上がることにもなってしまいます。

不安障害の人に対しては、どんな情報を提供するときにも、その情報を位置づけ安心させながら伝えることが重要です。普通は、情報は多ければ多いほど安心につながる、と考えられるものでしょうが、不安障害の場合には情報の一つ一つに不安をもって反応するので、全体を客観的に位置づけることが難しくなってしまうのです。

ですから、「不安障害だと思うけれど、治る病気だと聞いたから、治せるんだよ。安心だね」と、「病気」扱いすることのメリットをきちんと位置づけます。そして、病院という言葉がもたらす不安については、「病院に行くときは一緒に行こうね」「もしも相性が悪い先生だったら、別のところを一緒に考えようね」などと位置づけていくようにします。

この際、情報を提供する自分が落ち着いているかどうかに注目するとよいでしょう。自分の不安を投げかけるような形で情報提供してしまうと、本人はさらに不安になってしまいます。

その上で、本人がどう思っているかという気持ちを必ず聞きます。何であれ変化は不安を喚起するものですが、安心できる環境で気持ちを話せれば不安は軽くなるからです。本人が語る不安の中に、「解決できる不安」があれば、解決してあげることもできます。「感じるしかない不安」であれば、「病院に行く前には不安になって当たり前だね」と、その感じ方に問題がないことを知らせてあげた上で、「話せば少しは楽になるかもしれないから、何でも話してね」と言ってあげましょう。

なお、本人の気持ちを聞くということと、質問攻めにするということは別のことです。「いつまでも引きこもっていてどうするつもりなの?」「病院に行かなくて、他に解決手段があると思うわけ?」「病気を治さないうちに親が死んでしまったらどうするの?」などと問い詰めてしまうときは、こちら側の不安をぶつけているにすぎません。不安を和らげる効果のある唯一の質問は、「そう言われてどういう気持ち?」と相手の現状を確認するタイプの質問なのです。

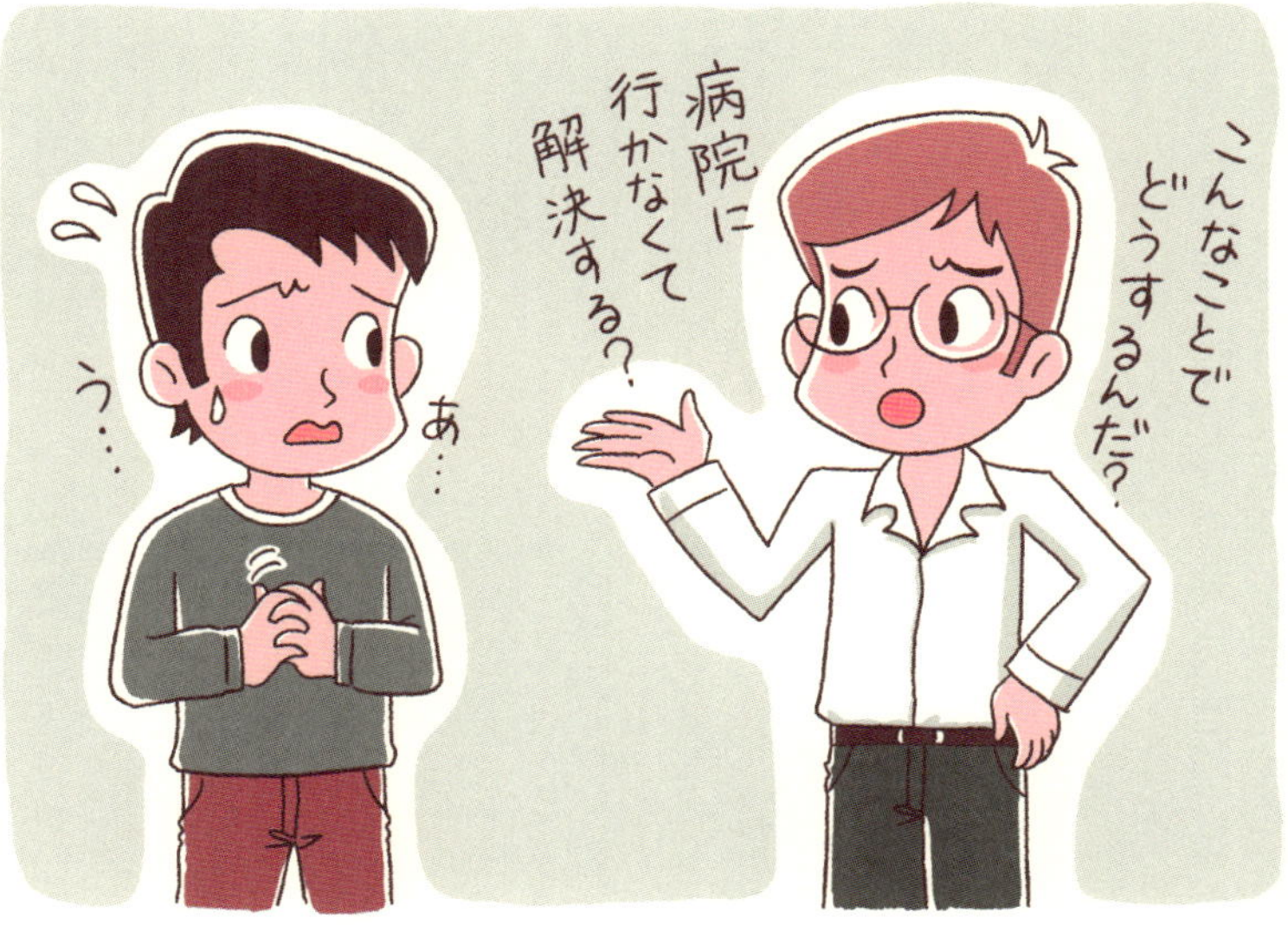

こんなことでどうするんだ?
病院に行かなくて解決する?
う…
あ…

身近な人がパニック発作を起こしたら

パニック発作はいつでも起こりうるものですから、一緒にいるときにも何かの拍子で起こることがあるでしょう。パニック障害という診断がついている人だけでなく、他の不安障害でも、あるいは、不安障害でない人ですら、パニック発作を起こすことがあります。

◎まず自分が落ち着くこと

一緒にいる人がパニック発作を起こしたら、まず自分が落ち着きましょう。自分がパニックになってしまうと事態がややこしくなります。「どんな不安発作も、三十分程度でおさまるのだ」という原点に戻りましょう。そして、それを少しでも早くスムーズにするためには、安心と呼吸だということを思い出してください。

とにかく「安心」という空気で相手を包んであげられるように（だから自分がパニックになってしまってはだめなのです）、「大丈夫よ、何も怖くないからね」と温かく支えてあげましょう。そして、傍らで、一緒にゆっくり呼吸してあげるのもよいでしょう。「ゆっくり吸って――」「吐いて――」と、呼吸のペースをとってあげるのです。

これらのことがうまくいくかどうかを心配しないでください。パニック発作は、時間がたてば必ずおさまります。むしろ、一緒にいる人が不安になってそれを本人にも伝染させてしまうと、それが次の刺激になって不安がもっとひどくなる、ということにもなります。「落ち着きなさい！」などと怒鳴りつけるのも、不安を喚起するのでよくありません。

●これでは自分の不安を相手に伝染させてしまう

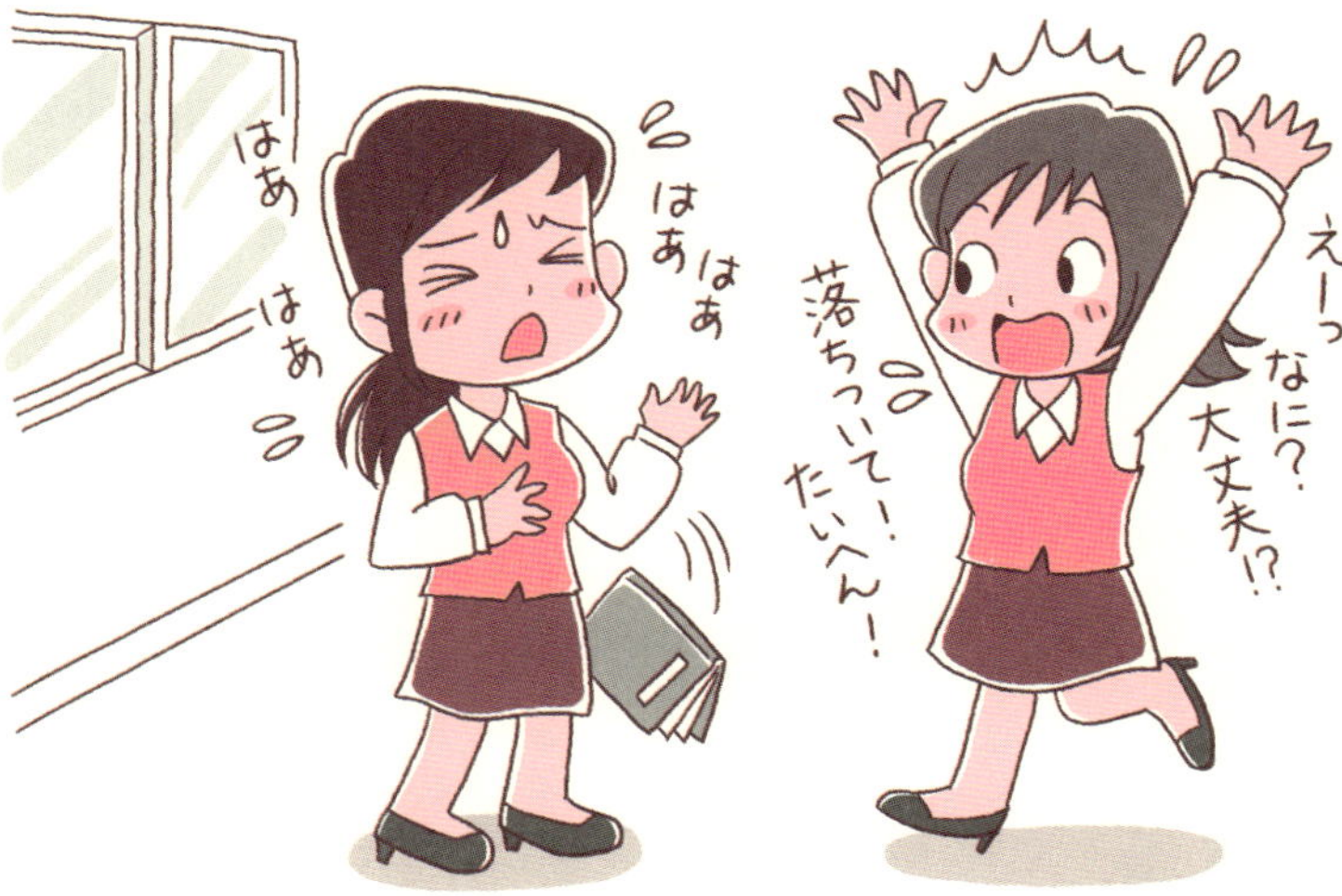
えーっ
なに?
大丈夫!?
落ちついて!
たいへん!
はあ はあ
はあ はあ

●自分が落ち着き「安心」という空気で相手を包む

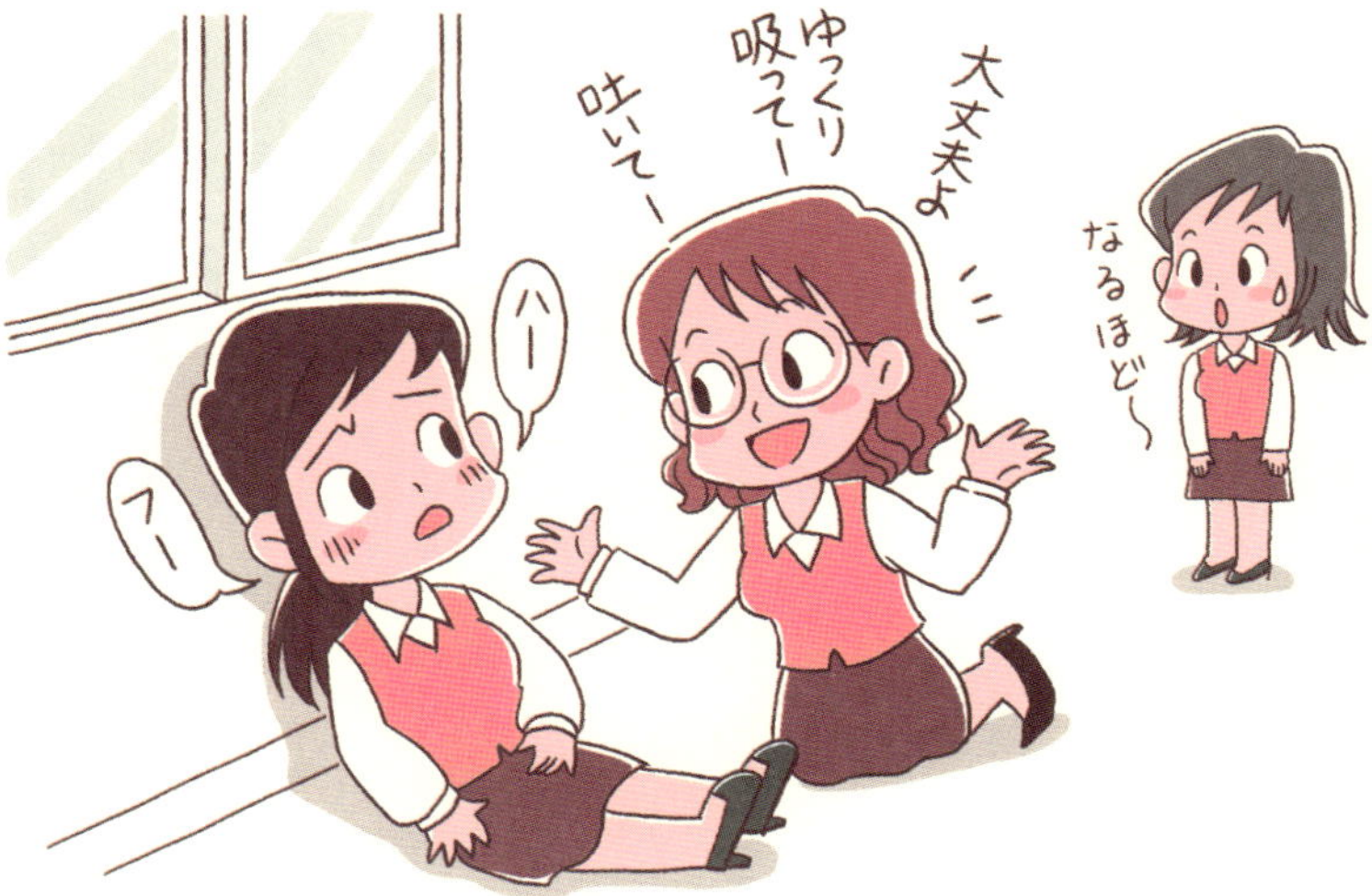
なるほど〜
大丈夫よ
ゆっくり
吸ってー
吐いてー
ハー
フー

「怒り」という名の不安に対処する

◎怒っている人は困っている人

31ページで、不安の表現型としてイライラや攻撃などを挙げましたが、実際に、感情的に怒っている人で、不安でない人は存在しないと思います。

ご自分のことを振り返ってもわかると思いますが、今までに、感情的に怒ってしまったときで、自分が全く困っていなかったときはないと思います。何かで困って、「どうしよう」と不安になると、相手に怒りをぶつけてしまうのです。これは、「八つ当たり」と呼ばれるものと同じ現象です。

自分の不安を不安として引き受けることは、案外勇気とエネルギーを要するものです。自分の不安を引き受けて向き合うよりも、それを相手への怒りとしてぶつけてしまった方が楽だと感じる人は多いのです。もちろんこれは意識してやることではありませんので、本人は不安を転嫁したなどとは思っておらず、「相手が悪い」と心から思っていることもあります。

◎反撃しないで安心させてあげる

そんな人に対して、攻撃に攻撃をし返してしまうと、そもそもの動機が不安にあるわけですから、不安はますます燃え上ってしまいます。そして、その不安が攻撃として表現されているわけですから、それはさらなる攻撃という形で戻ってくるでしょう。

どういうふうにすればまだ楽に接することができるのか、というと、相手の攻撃を攻撃として受け止めずに、本来の不安として受け止めてあげることです。これは、相手のためというよりも、自分のためだと思ってください。表面的には口汚く攻撃してきている人でも、本当のところはただ不安なだけなのだ、という目で見てみると、見え方が明らかに変わると思います。

だからと言って、「本当は不安なだけなのね」などと言ってしまうと、相手はよけい怒るだけでしょう。もともと、不安に向き合うことが怖くて怒りに転嫁させているわけですから、それを突然直面させられたらパニックにすらなると思います。そして、パニックになると、もっと感情的に爆発するでしょう。

ですから、不安なだけなのだ、という見方ができたら、相手を安心させることを考えてみましょう。「どうしてこんなことをしてくれたんだ！」と怒っている人であれば、「こんなことになって、どうなってしまうのか、不安だ」ということを言いたいわけですから、「ごめんなさい、うまくいくようにやっておくから大丈夫よ」というような受け答えをしてあげれば落ち着いてくるでしょう。相手が謝る気になるのは、それからです。

「どうしてこんなことをしてくれたんだ！」と怒られて、「してくれって言ったのはあなたでしょ！　そんなにうるさいことを言うのなら、もう二度とやってあげないわ！」などと言うのは、正論ではあるのですが、相手の不安をさらに燃え上らせて爆発へとつながることでしょう。そうなったらこちらも傷つき、エネルギーも消耗しますので、得策ではありません。

不安は、本来の不安という形でしか解決しないと思っておいた方がよいです。怒りという形をとっている不安は、怒りとして扱うことで何とか解決できるのではないか、と思うかもしれませんが、それは残念ながら決して実現しない期待です。

不安の土俵に乗らない

◎不安障害の不安はそのままの次元では解決しない

不安障害の人に対応する上で重要なのは、相手の不安の土俵に乗らないということです。不安障害の人の不安を、そのままの次元で解決できることはまずないと思ってください。

例えば、パニック障害の人に、「また発作が起こったらどうしよう」と言われて、「もう起こらないから大丈夫」と言っても全く話になりません（そもそも真実ですらありません）、「発作が起こっても死なないから大丈夫」と言っても、それで相手が安心することはあり得ません。逆に、ますます不安を燃え上がらせて、「どうしてそんなことが言えるの?・」と繰り返し聞いてくるかもしれません。

また、社交不安障害の人から「やっぱり自分の話し方はおかしいと他人が思っている」と言われて、「そんなことはない。とても立派な話し方だ」と言っても、マイナスにはならないでしょうが、「それはよかった」と解決することはあり得ません。

ＰＴＳＤの人に対しても、「もう安全なんだから大丈夫」と言うだけでは、不安が解決しないどころか、「安全なのにまだ気にしている自分はやはりだめな人間だ」という感じ方を強めてしまうかもしれません。

どの例を見ても、本人が自覚している不安の次元で対応すると、効果がないどころか、場合によっては逆効果だということなのです。

◎不安障害が治るときには別の次元で変化が起こる

これはどういう現象なのかと言うと、そもそもそんなに簡単に解決するものなら病気とは言えないということでもあるのですが、不安障害という病気の構造を表したものでもあります。不安障害は、解決不可能な次元に留まって不安が持続している病気だと言うことができるからです。その証拠に、不安障害が治るときには、必ず別の次元での変化が起こります。

パニック障害が治るときには、「また発作が起こるのだろうか?」という次元への答えは保留のまま、どんなときにパニック発作が起こるか、そもそもパニック発作とはどういう性質のものか、そこで出てくる症状は身体の中のどういう変化を反映したものか、というような次元で答えを得ていくのです。パニック障害が治っても、「また発作が起こるのだろうか?」という質問には、「さあ」という程度の答えしかできないことすらあります。それでも病気は治っているのです。

社交不安障害が治るときも、自分がどう見られるかという次元においては本当のところ確固たる答えは出ません。「でも、人間関係はそれだけではない」ということがわかると治るのです。自分の不安をそのまま伝えてみたら相手が温かく応えてくれた、というようなやりとりから何かを感じていくのです。あるいは、相手には相手の事情があるということを知っていくのです。

強迫性障害が治るということも、例えば「手にばい菌がついているのではないか」という強迫観念そのものが解決して「自分の手は完全に無菌だ」と安心できるようになるということではありません。自分の病気について理解し、自分が強迫行為をしなくてもそれなりに耐えられる、ということを実感していくことで、強迫観念に対するコントロール感覚を身につけていけばよいのです。こうなると強迫観念も減ってきますが、「治ること＝強迫観念が出てこなくなること」ではありません。

強迫観念がまだ持続していても、それにとらわれなくなれば、もはや強迫性障害とは呼ばないのです。

ＰＴＳＤについても、例えば、自分を傷つけた「敵」が二度と自分の人生に戻ってこないという保証がないままに治っている人もいます。そんな人は、他の人たちとの関係に安心できるようになり、自分の「普通の生活」を取り戻すことによって、全体的な対処能力が増して感じているのです。「もしもまた怖いことになったら？」と質問すると、「そのときは親しい人に相談して、助けてもらえると思う」というような答えが返ってくることが多いです。

第9章

怖れを手放す

不安を単なる感情に戻す

◎感情としての不安と、心の姿勢としての怖れ

不安障害が治るということは、不安を、単なる感情という本来の立場に戻してあげることです。

不安障害の最中には、不安は自分の人生を支配する巨大な存在になっています。自分の全存在が、不安によって振り回されているのです。この、「化け猫」ならぬ、「不安のお化け」が不安障害です。

不安は、なぜ「不安のお化け」になってしまったのでしょうか。細かく見れば、それは、本書で述べてきたような悪循環によってどんどん大きくなった、と言えるわけですが、さらに大きな目で見ると、不安は「怖れ」を吸収すると「お化け」になるのだと言えます。

「怖れ」も「不安」も似たような言葉ですが、ここではあえて使い分けてみます。「不安」は感情を指し、「怖れ」はものごとに向き合う心の姿勢を意味する、と考えてください。ちょっとわかりにくいかもしれませんが、痛みのような身体の感覚のことを考えてみればわかると思います。

痛みは、それが単なる感覚である限りは、ただの痛みです。でも、「痛みとは怖ろしいものだ」と、「怖れ」が加わると、「痛みのお化け」になって、生活を支配することにもなってしまいます。例えば、いつもいつも痛みのことばかり気にするようになってしまう、という状況を考えていただくとよいと思います。

不安についても全く同じことで、単なる感情である限りは、ただの不安なのですが、不安を怖れてしまうと、「不安のお化け」になるのです。

◎不安をコントロールしようとしない

不安を怖れないということは、本書で述べてきたように、不安に対してコントロール感覚を持つということです。

重要なのは、「不安をコントロールする」ではないということです。不安は、状況の意味づけを教えてくれる感情ですから、必要なときには出てきます。そうやって不安が出てくることも含めて、受け入れることができれば、コントロール感覚を持つことができますし、不安に対する怖れを手放すことができた、と言えるでしょう。

不安をコントロールしようとしてしまうことの何が問題なのかと言うと、そもそも不安は状況に応じて出てくる感情なので本当にコントロールすることができないということもありますが、さらに重要なのは、不安をコントロールしようとする姿勢が、怖れの姿勢だからです。なぜ不安をコントロールしたいのか、ということを考えてみれば、それはよくわかると思います。不安が怖いからかもしれません。あるいは、不安を感じるような人間は未熟だと思っているからかもしれません。どちらも、不安を過大視した怖れの姿勢です。不安は、それほど意識してあげなくてもよい、単なる感情なのです。

不安に対する怖れを手放せるようになると、不安をあるがままに見られるようになります。「不安は悪いもの」という評価を手放すと、逆に、不安から距離をとって客観的に見られるようになるのです。すると、そこから学ぶべきことを学ぶことができますし、それ以上学ぶべきことがなければ、ただそのままにしておくと、いずれ不安は消えていきます。

現在に生きる

◎安心は現在にしかない

不安が強いとき、私たちは現在のありのままを経験していません。現実に「不安」という靄《もや》がかかったようになっていて、実際に見ているのは、靄を通した現実どころか、場合によっては靄しか見ていないということもあるのです。靄の中にこそ不安障害を維持する悪循環があります。

認知療法は、靄をよく観察して、所詮は靄に過ぎないということを知るための治療法です。また、対人関係療法は、靄の向こうにある現実とやりとりをして、靄を晴らしていく治療法です。

実は、安心は現在にのみあります。未来には常に未知の要素がありますので、そこには百パーセントの安心はありません。でも、今現在に集中することができると、そこには不安の入り込む余地がなくなるのです。

今現在に集中した瞬間、というものを、誰でも一度は経験したことがあるのではないでしょうか。何かに没頭しているようなときもそうですし、人の話にただ夢中で耳を傾けているようなときもそうです。そのようなときには、不安は全く感じていなかったはずです。気が散り始めると不安がまた始まります。

◎現在に集中する工夫

現在に集中するためには、目の前に人がいるのであればその人の話を心から聴き、歩いているのなら一歩一歩に心をこめて歩き、食べているのなら おいしいと味わって食べる、というようなことが必要です。何をするにしても、必ず「靄」が出てくるでしょう。例えば、人の話を聴いているときであれば、「この人はこんなことをすべきではないのに」と相手の話に評価を下してみたり、「いいなあ、私よりもずっと自信があって」と、相手にも自分にも評価を下してみたりし始めるでしょう。そんな思考に気づいたら、単にそれを脇に置いて、もう一度相手の話に集中し直すのです。これはアティテューディナル・ヒーリング（参考文献［13］）で行う聴き方ですが、こうやって人の話を聴くと、現在に集中することができ、怖れを手っ取り早く手放すことができます。

そのやり方は、他の作業にもそのまま応用することができます。心をこめて歩いているうちに、何らかの考えが頭に浮かんできたら、単にそれを脇に置いて、もう一度歩くことに心をこめればよいのです。いずれの場合にも大切なのは、別の思考が浮かんできた自分を責めたりしないことです。自分を責め始めると、ますます現在から遠ざかってしまうからです。単に脇に置きましょう。

なお、ときどき、強烈な体験の中で不安障害がすっかり治ってしまったという人に出会いますが、それも要は現在に強烈に接したということなのだと思います。これは誰にでもうまくいくことではなく、強烈な体験に接して、ますます不安がひどくなる人もいますので、そのような荒療治は考えない方がよいでしょう。

自分の歩みにコントロール感覚を持つ

◎「前向き」よりも「後ろ向き」がよい

不安障害の治療に取り組むことは、時に長い道のりになります。そんなとき、「他の人はあんなにちゃんと生きているのに、自分はまだこれしかできない！」というところに目を向けて落ち込んだり、「自分は本当によくなるのだろうか」と不安になったりする人も少なくありません。

また、治る過程で出てくる不安症状の一つ一つに不安になって「まだよくなっていない」と振り回されてしまうこともあります。特に、97ページで述べたように、身体反応は長引きますので、ある程度自信がついてきたのに身体反応が出ると「全然よくなっていない」と絶望することにもなります。

そんなときの一つの工夫として、「前よりも後ろを向く」というやり方がお勧めです。どういうことかと言うと、「まだできていないこと」ではなく、「ここまでにできるようになったこと」を見るということです。

具体的には、未来のことはできるだけ考えないようにし、目の前のことだけをやる。そして、未来のことが不安になってきたら、病気の治療に取り組む前の自分や、一年前の自分などと比較して、「こんなによくなったんだ」ということを感じてみるのです。

前項で「現在に生きる」ことをお勧めしたのに、過去を振り返るというのは矛盾していると思われるでしょうか。

これは、過去を振り返っているようでいて、実は現在の自分の力に気づくやり方です。不安になるとどうしても不安を刺激するようなところしか目に入らなくなるので、「まだよくなっていない」と感じてしまうのです。でも、実際には、ここまでに達成してきたこともありますし、ずいぶんいろいろな力がついてきているのです。「力」の中には、不安障害についての知識も含まれます。そうやって、自分が不安障害の治療という道を着実に歩いてきたと感じるのも、コントロール感覚につながります。

◎人と比較したくなったときは

人と自分を比べそうになるときも同じです。人と自分を比較するときには、私たちは、人の「よさそうな部分」や自分の「だめな部分」に目が行ってしまうものです。特に、不安が強いときには、自分の不安を刺激するような形で見てしまいます。

そんなときにも、比較対象を「他人」にするのではなく、「過去の自分」にしましょう。一番状態が悪かった頃の自分と比べてみるのです。すると、自分が、決められた道の上を着々と歩んできたことがわかると思います。これからもこの道の上を進んでいけばよいだけであって、「他人」に目がくらんでこの道から落ちてしまうことが最も問題なのだということに気づいていくでしょう。

不安障害は、「それまでのやり方から切り離されて、自分のやり方を見失った」状態です。せっかく「自分のやり方」という軌道に戻りつつあるのに、また他に目を向けてふらふらとさまよいだして遭難してしまうのはやめましょう。

自分の道を着々と歩いているうちに、だんだんと、他人も、うまくいっているところだけでなく、それぞれがいろいろな事情を抱えながらそれぞれの道を歩んでいるだけなのだということがわかってくるものです。

不安障害から学ぶ

最後に、不安障害から学べることを考えてみましょう。

私は、どんな病気にも、病気になった意義があると思っています。病気は確かに苦しいものですが、決して人生の無駄遣いではありません。乗り越えてから振り返ってみると、「病気になってよかった」と言ってくださる人すらいます。それは、病気にでもならなかったら起こせなかった変化が起こせたからなのです。

不安障害の場合はどうでしょうか。不安障害にならなければ起こせなかった変化は、やはり起こるものです。

パニック障害の場合は、身体とのよいつきあい方を学ぶ機会になります。第三章で述べたように、パニック障害の治療においては、病気についてよく知ることが重要になりますが、その中には身体とのつきあい方も含まれます。それは、身体の反応を百パーセントコントロールすることはできないということと、身体にできるだけ無理をさせないようにする、ということです。

この「ほどほど」の感じは、パニック障害の治療を通して得ることができるものだと思います。何かを突き詰めて考えることなく、「できるだけの努力はするけれども、まあ、後はどうなるかわからない」という暢気な感じは、パニック障害になる前にはなかったものかもしれません。

社交不安障害の場合は、場合によっては人生にわたる問題に初めて取り組むことができます。それまで、外面を評価するような人間関係しか経験していなかった人が、初めて、人と人との心の触れ合いを通して、人間というものを学んでいくのです。

ＰＴＳＤの場合は、そもそもは事故のようなものですから意義も何もないと思われるかもしれませんが、それでも、人間の弱さを知るよい機会になるでしょう。「自分の弱さ」ではなく「人間の弱さ」です。人間の心は傷つくもので、それは一人で耐えられるものでも耐えるべきものでもなく、周りの人に表現して支えてもらう必要があるものなのです。ＰＴＳＤの治療を機に、弱みを見せないそれまでのパターンから、より本音を打ち明ける対人関係パターンに変えることができる人も少なくありません。

このように見てみると、病気の治療を機に、何らかの形でパターンを変えていることがわかります。そして、その変化はやはり、もともとの不安のテーマとは別次元のところで起こっています。その「別次元」に気づくことができるのも、病気の力だと言えるでしょう。

私たちは、ついつい無理をしたり我慢したりしがちですが、病気は無理も我慢もききません。そのときの対策が不適切であれば、症状に表れてきます。ですから、病気があるうちは、病気の症状を指標に、今やっていることが適切であるかどうかを判断していくことができます。そして、症状を指標にしなくても自分で適切な対処法がわかってくると、病気はだんだんと治っていくものです。

ただし、不安障害の場合、不安という正常な感情を症状として持っているものですから、不安障害がいつ治ったかを明確に特定することはまず不可能です。不安は残っているけれども、前のようには生活が縛られなくなってきた、という感じで治ってきます。そんな曖昧な状態でも気にならなくなることも、不安障害が治るということなのだと思います。

あとがき

本書は通常の不安障害についての本とはやや異なる構造になっています。通常であれば、各章ごとに「パニック障害」「社交不安障害」「強迫性障害」「PTSD」と、それぞれの不安障害を説明していくところでしょうが、本書はあえてそういう構造をとっていません。その理由を少し説明させていただきたいと思います。

不安障害についての本を書かないかと技術評論社の方からお声をかけていただいたときに、どんな本がよいのですかと聞きましたら、「不安障害についての基本をわかりやすく説明してほしい」「読みながら不安が解消されるような本にしてほしい」ということでした。この両方の条件を満たすためには、ちょっとした工夫が必要です。不安障害に属する病気をただカタログのように羅列するのでは「読みながら不安が解消されるような本」にはならないでしょう。病気についての説明と、「治療はこれこれです。病院に行きましょう」というメッセージだけでは、物足りないですし、かえって不安になってしまう可能性も高いからです。

また、「わかりやすく」というところだけを考えると、通常、個別の病気についてじっくりと書き込んだ方がわかりやすくなります。私自身も社交不安障害の本をすでにそんなふうに書いていましたし、ＰＴＳＤについても執筆予定でした。網羅的な本になると、どうしても説明が簡単になりますから、かえってわかりやすさが失われる、というのが通常の理解です。

そこで発想を逆転させて、せっかく不安障害の全体を扱うのだから、そのメリットを生かしてみよう、と思いました。もちろん、初めて不安障害を学ぶ方にも不自由がないように、個別の病気についてもきちんと説明することは必要ですが、それにとどまらずに、不安障害全体を扱うことによって得られるメリットを生かそうと思ったのです。不安障害には共通要素もありますし、例えば、パニック障害において重要なテーマである「身体とのつきあい方」は、他の不安障害の人にとっても知って損のないことです。また、不安障害の主要な治療法である認知行動療法や対人関係療法について詳しくご紹介するスペースはないとしても、本書を読むことそのものが、それらの治療法の一部を体験できるような形にできればと思いました。さらに、正常な感情である不安との関係性も明確になれば、不安について、そして不安障害について、よりわかりやすい全体像を得ることができるのではないか、と考えました。本文でも述べましたが、全体像を把握することによって「不安障害に対する不安」を解消することができれば、それだけでも大変治療的なのです。

そこで、「身体」「対人関係」「思考（認知）」「行動」「トラウマ」という軸で切って不安障害を考え、その中で、それぞれの病気や治療法の位置づけをしてみました。結果として、不安障害について初めて学ぶという方にも、すでにある程度の知識をお持ちの方にも、いろいろな方向から不安障害を知っていただける形になったのではないかと思います。

もう一つ本書で明らかにしたかったのは、「不安」と「怖れ」の違いです。この二つはほとんど同義に用いられることもある言葉ですが、私は本書で、単なる感情としての「不安」と、心の姿勢としての「怖れ」を区別することを心がけました。不安は、「安全が確保されていませんよ」ということを教えてくれる感情であり、基本的には役に立つものです。でも、不安だらけの毎日になってしまうと、それは苦しいことになります。単なる感情である「不安」を苦しいものにしてしまうのは、「不安」を怖れる心の姿勢なのですが、これは案外語られてこなかった側面だと思います。

本書を通してお伝えしたかったのは、不安も、不安障害も、怖れる必要はないということです。不安は役立てていくことができますし、不安障害は治していくことができます。そこから何かを学ぶことすらできるのです。不安も不安障害も、実物大で見ることができれば、生活を支配し、人生の質を台無しにするようなものにはなりません。実物大で見るための大きな一歩が、まずは正しく知るということです。それが、本書のサブタイトルで言っている「『不安』を理解し『怖れ』を手放す」ということです。一見首をかしげるようなサブタイトルですが、まさに、本書の目的はそこにあります。

不安についてはいままでにもいろいろなことが語られてきました。「少しくらい不安があった方がうまくいく」と、不安を肯定的にとらえる人もいます。そこに多少の安心を見出しながらも、「『少しくらい』ってどのくらいだろう」「『少し』で止めるためには、どうしたらよいのだろう」という疑問が湧いてきます（そして不安につながっていくでしょう）。

また、不安を否定的にとらえて、「自分さえその気になれば、不安など感じずに生きていける」と言っている超ポジティブ思考の人もいますが、そうなったらよいなと思いつつ、人間ですからやはり不安にはなるものです。「それでも不安になってしまう自分は、やっぱりだめな人間なのだろうか」と自分を責めてしまう人もいるでしょう（これまた不安につながっていきます）。

「不安を感じるのは人間として弱い証拠」「不安を感じるのは男らしくない」「不安を表に出すのは未熟な証拠」という伝統的な考え方もまだまだ根強いものです。このような考え方は、自分自身の健康を損なうこともありますし、人間関係から親密さを奪ってしまうこともあります。本書でも述べましたが、抑え込まれた不安がアドバイスや攻撃という形に転嫁されて、他人を苦しめることもあるでしょう。

以上の混乱はいずれも、不安の位置づけがしっかりしていなかったことから起こっているものです。本書がこれらの混乱を解決する糸口となり、感情が備わった人間として生きていくことのおもしろさや、感情を通して人とつながることの温かさを感じていただければ何よりです。

最後になりましたが、編集にお力をくださいました技術評論社の谷戸伸好さんに感謝いたします。

本書によって、不安障害を持つ方が正しい知識を得ると同時に、「『不安』を理解し『怖れ』を手放す」という意味を一人でも多くの方が実感されることを、そして、不安を本来の形で機能させつつ、心が安らぐ時間をより多く持てることを、心から祈っております。

■参考文献

[1] Cloninger CR, Svrakic DM, Przybeck TR. A psychobiological model of temperament and character. Arch Gen Psychiatry. 1993 Dec;50(12):975-90.

[2] Kim SJ, Kang JI, Kim CH. Temperament and character in subjects with obsessive-compulsive disorder. Compr Psychiatry. 2009 Nov-Dec;50(6):567-72.

[3] Wachleski C, Salum GA, Blaya C, Kipper L, Paludo A, Salgado AP, et al. Harm avoidance and self-directedness as essential features of panic disorder patients. Compr Psychiatry. 2008 Sep-Oct;49(5):476-81.

[4] Marteinsdottir I, Tillfors M, Furmark T, Anderberg UM, Ekselius L. Personality dimensions measured by the Temperament and Character Inventory (TCI) in subjects with social phobia. Nord J Psychiatry. 2003;57(1):29-35.

[5] Pelissolo A, Andre C, Pujol H, Yao SN, Servant D, Braconnier A, et al. Personality dimensions in social phobics with or without depression. Acta Psychiatr Scand. 2002 Feb;105(2):94-103.

[6] Mortberg E, Bejerot S, Aberg Wistedt A. Temperament and character dimensions in patients with social phobia: patterns of change following treatments? Psychiatry Res. 2007 Jul 30;152(1):81-90.

[7] 米国精神医学会（髙橋三郎、大野裕、染矢俊幸訳）『DSM - IV - TR 精神疾患の診断・統計マニュアル』医学書院 ; 2003

[8] 水島広子『自分でできる対人関係療法』創元社 ; 2004

[9] 水島広子『対人関係療法でなおす 社交不安障害』創元社 ; 2010

[10]大野裕『こころが晴れるノート―うつと不安の認知療法自習帳』創元社 ; 2003

[11]Katie B. “ I Need Your Love - Is That True?” Harmony Books; 2005（水島広子訳『探すのをやめたとき愛はみつかる―人生を美しく変える四つの質問』創元社 ; 2007）

[12]水島広子『対人関係療法でなおす　トラウマ・PTSD』（仮題）創元社 ; 近刊

[13]水島広子『怖れを手放す　アティテューディナル・ヒーリング入門ワークショップ』星和書店 ; 2008

[す]

[せ]

[そ]

[た]

[て]

[と]

[な]

[に]

[は]

[ひ]

索　引

著者略歴

水島広子（みずしま・ひろこ）
慶應義塾大学医学部卒業・同大学院修了（医学博士）。慶應義塾大学医学部精神神経科勤務を経て、現在は対人関係療法専門クリニック院長、慶應義塾大学医学部非常勤講師（精神神経科）。2000年6月～2005年8月、衆議院議員として児童虐待防止法の抜本改正などに取り組む。日本における対人関係療法の第一人者。
主な著書に『自己肯定感、持っていますか？』『身近な人の「攻撃」がスーッとなくなる本』（いずれも大和出版）、『自分でできる対人関係療法』『対人関係療法でなおす社交不安障害』『対人関係療法でなおす　トラウマ・ＰＴＳＤ』『対人関係療法で改善する　夫婦・パートナー関係』『それでいい。』（いずれも創元社）、『怖れを手放す　ー　アティテューディナル・ヒーリング入門ワークショップ』（星和書店）、『トラウマの現実に向き合う　ー　ジャッジメントを手放すということ』（創元こころ文庫）、『「他人の目」が気になる人へ』（光文社知恵の森文庫）、『毒親の正体』（新潮新書）、『「つい感情的になってしまう」あなたへ』（河出書房新社）など多数がある。

ホームページ　http://www.hirokom.org/

ぐっと身近に人がわかるシリーズ
正しく知る不安障害
—不安を理解し怖れを手放す—

2010年10月5日　初版　第1刷発行
2024年1月20日　初版　第10刷発行

著者　水島広子
発行者　片岡　巌
発行所　株式会社技術評論社
東京都新宿区市谷左内町21-13
電話　03-3513-6150　販売促進部
03-3267-2270　書籍編集部
印刷／製本　港北メディアサービス株式会社

定価はカバーに表示してあります。

ISBN978-4-7741-4350-7　C3047
Printed in Japan

●装丁
クワデザイン
●イラスト
シマオサム
●編集
谷戸伸好